Werner Zenker
Mit Asthma leben lernen

Werner Zenker

Mit Asthma leben lernen

Aktive Auseinandersetzung mit der Krankheit und Wege zur Selbsthilfe

Moewig

Sonderausgabe
Verlagsunion Pabel-Moewig KG, Rastatt

Genehmigte Lizenzausgabe
Umschlagentwurf und -gestaltung:
Werbeagentur Zeuner, Ettlingen
Umschlagfoto: Mauritius
Printed in Germany 1995
Druck und Bindung: Graphische Großbetriebe Pössneck
ISBN 3-8118-1244-0

Inhaltsverzeichnis

Vorwort

Das vorliegende Buch ist kein Gesundheitslexikon, sondern eher eine Biographie: Der Autor hat selbst Asthma und stellt die Probleme dieser Krankheit aus eigenem Erleben dar.

Kann aber ein medizinischer Laie über eine Krankheit informieren?

Die Lektüre hat mir gezeigt, daß diese Aufgabe auf eindrucksvolle Weise gelöst worden ist. Die Aussagen über Entstehung und Behandlung des Asthmas, über die vielschichtigen Ursachen und den Umgang mit den wichtigsten Therapieformen sind in der Sache richtig und könnten von einem Arzt nicht besser beschrieben werden. Man spürt auf jeder Seite den Pädagogen, der es versteht, schwierige Fragen anschaulich und konkret darzustellen. Man spürt auch die eigene Erfahrung des Asthmakranken mit seinen Mitmenschen, ihrer »übertriebenen Hilfe« und »unbedachten Überforderung«, mit Illusionen über die Möglichkeiten der Behandlung und mit Rückschlägen. Als besonders wichtig erscheint mir, daß die Probleme des Asthmakranken mit seiner sozialen Umwelt sorgfältig analysiert werden. Der Autor möchte keine einfachen Rezepte geben, sondern krankheitsbedingtes Fehlverhalten verständlich machen und damit die Voraussetzungen schaffen für eine Korrektur.

Wir haben uns angewöhnt zu glauben, daß Gesundheitsschäden, auch selbst verschuldete, durch ärztliche Verordnungen repariert werden. Dieser verbreiteten Einstellung hält der Autor eine Aufforderung zur aktiven Auseinandersetzung mit der Krankheit entgegen und zeigt Wege zur Selbsthilfe.

Ich bin überzeugt, daß dieses Buch jedem nachdenklichen

Asthmakranken wertvolle Erkenntnisse vermittelt und eine wirkliche Lebenshilfe sein kann. Ich möchte diese Lektüre auch allen Kollegen empfehlen. Die hier aufgeführten Kriterien einer guten oder schlechten Arztwahl fordern auf zu einer kritischen Selbstprüfung, und die Schilderung der sozialen Probleme des Asthmatikers wird zum besseren Verständnis dieser Kranken, die oft als »psychisch auffällig« empfunden werden, beitragen.

Prof. Dr. med. R. Wettengel,
Karl-Hansen-Klinik für
Atemwegserkrankung und Allergie,
Bad Lippspringe

Einleitung

Sie haben Asthma. Mit Ihnen leiden mindestens 400 000 Menschen allein in der Bundesrepublik an anfallsweise auftretenden Atembeschwerden. In den Zeiten zwischen solchen Anfällen sind Sie vielleicht völlig gesund, oder aber Sie spüren ständig, daß Ihnen aufgrund »fehlender Luft« eine Vielzahl von körperlichen Anstrengungen schwerfällt.

Irgendwann haben Sie sicherlich den wenig hilfreichen Ratschlag gehört: »Damit muß man leben.«

Keiner hat Ihnen aber sagen können, was das bedeutet: *mit Asthma leben.* Ihnen selbst erscheint das fast unmöglich: Sie merken ja, daß das Asthma Ihnen nicht nur körperliche Beschwerden bereitet, sondern Rückwirkungen auf Ihr ganzes Erleben, Empfinden und Verhalten hat:

- vielleicht haben Sie oft Angst vor neuen Anfällen;
- oder Sie trauen sich im täglichen Leben überhaupt nichts mehr zu;
- oder Sie zwingen sich zu Aufgaben, an denen Sie wegen Ihres Asthmas scheitern müssen;
- vielleicht sind Sie sich auch nicht sicher, ob Sie richtig behandelt werden, denn eine Vielzahl von Ratschlägen dringt von allen Seiten auf Sie ein. Ihr gesundheitlicher Zustand erscheint Ihnen vor allem in Beschwerdezeiten oft hoffnungslos. Das Wechselbad zwischen »gesunden« und »kranken« Zeiten zermürbt Sie. Trotzdem behaupte ich: Mit Asthma kann man leben – wenn man das richtige Verhalten dafür gelernt hat.

Ein Ratgeber für Patienten von jemandem, der selbst krank ist, mag ungewöhnlich sein. Es gibt aber einen entscheidenden Vorteil: Alles, wovon ich spreche, habe ich selbst durchgemacht: Anfälle seit früher Kindheit, immer wieder auftretende Atembeschwerden, verschiedenste Behandlungsversuche entsprechend dem jeweiligen medizinischen Wissen, Ärztewechsel, Ratschläge von Eltern, Verwandten und anderen Leuten, Krankenhausaufenthalte, Notfallbehandlung, Kuren, Ängste, Fehlen am Arbeitsplatz, Kortisonabhängigkeit, Psychotherapie.

Ich wurde dazu ermutigt, dieses Buch zu beginnen, weil ich in Gesprächen mit anderen Asthmatikern immer wieder die Erfahrung gemacht habe: Die Gefühle und Verhaltensweisen, die ich im Lauf meiner Krankheitsgeschichte dem Asthma gegenüber gezeigt und entwickelt habe, sind keine persönlichen Marotten von mir – sie stehen mit der Art der Krankheit in sehr engem Zusammenhang.

Die hier aufgezeigten Wege gelten vorwiegend für erwachsene Asthmatiker. Kinder das Leben mit Asthma zu lehren, ist eine andere Sache, die Sie in meinem Buch »Mein Kind hat Asthma« (ECON Taschenbuch Verlag 1984) beschrieben finden.

Wenn Sie neben Ihrem Asthma noch eine andere schwere chronische Erkrankung haben (Diabetes, Herzleiden, Bluthochdruck u. ä.) oder wenn Sie an so schwerem Asthma leiden, daß Ihre Atemfunktion auch in Ruhe ununterbrochen stark eingeschränkt ist, dann sind diese Ratschläge für Sie nicht alle verwendbar, und Sie sollten im Zweifelsfall mit Ihrem Arzt Rücksprache nehmen.

Die Erstausgabe des vorliegenden Buches erschien 1983. Schon zwei Jahre später erschien eine ergänzte Taschenbuchausgabe, die 1992 noch einmal gründlich überarbeitet und aktualisiert wurde und nun in einer Neuauflage vorliegt.

1. Die medizinische Behandlung Ihres Asthmas

Um Ihr Asthma zu bekämpfen, suchen Sie natürlich in allererster Linie Hilfe durch eine gute medizinische Behandlung.

Sie haben dabei heutzutage Glück: Noch nie stand eine so breite Palette hochwirksamer Mittel zur Verfügung, um Ihnen bei Ihren Atembeschwerden zu helfen.

Trotzdem treten – bei dem einen öfter, bei dem anderen vielleicht seltener – immer wieder Beschwerden und Anfälle auf.

Haben Sie deshalb auch schon oft daran gedacht, ob Ihr Arzt wohl alles richtig macht? Haben Sie vielleicht den Arzt schon mehrmals gewechselt? Haben Sie auch erlebt, daß die Hoffnung, nach einer Krankenhausbehandlung oder einer Kur für längere Zeit gesund zu sein, über kurz oder lang in die Brüche ging?

Atembeschwerden im Rückfall sind immer wieder bedrückende Erlebnisse. Viele Zweifel, die Sie als Asthmatiker am Erfolg Ihrer Behandlung haben, sind aber vielleicht trotzdem unberechtigt. Möglicherweise informiert Sie Ihr Arzt nur nicht ausreichend. Unter Umständen haben Sie ganz falsche Erwartungen, oder Sie führen die eine oder andere ärztliche Anordnung so fehlerhaft durch, daß die Behandlung überhaupt keinen Erfolg haben kann.

Das muß nicht sein.

Das erste Kapitel möchte Ihnen deshalb Sicherheit in bezug auf die medizinische Behandlung Ihres Asthmas vermitteln.

Das sind die Voraussetzungen für eine solche Sicherheit:

- ein gutes Arzt-Patient-Verhältnis;
- das Wissen, was eigentlich in Ihrem Körper während eines Anfalls passiert;

- der sachgemäße Gebrauch von Arzneimitteln ohne falsche Erwartungen.

Sie lernen in diesem Kapitel, in welchem Ausmaß es von Ihnen selbst abhängt, ob Sie richtig behandelt werden.

Sie erhalten Hinweise, wie Sie eine unbefriedigende Behandlungssituation von sich aus schrittweise verbessern können.

Schließlich können Sie überprüfen, ob Sie bei Ihrer Medikamenteneinnahme alles richtig machen.

Sie und Ihr Arzt sind Partner

Der Arzt ist für Sie Ihr wichtigster Partner, was das Asthma betrifft. Nur ein Arzt kann Ihnen bei schweren Anfällen schnell und wirkungsvoll helfen. Nur über den Arzt haben Sie Zugang zu den Medikamenten, die Ihre leichteren Beschwerden beheben oder lindern. Nur ein Arzt kann die wenigen Krankheitsformen erkennen, bei denen eine völlig Heilung möglich ist.

Diese Aufgaben kann er gut oder schlecht erfüllen.

Was der Arzt also leistet, ist für Ihr tägliches Leben mit Asthma entscheidend.

Deshalb ist es wichtig, daß Sie Ihrem Arzt volles Vertrauen schenken können. Vertrauen Sie ihm aber nicht blind! Auch ein Arzt kann irren. Auch er fühlt sich manchmal unsicher, wenn er Entscheidungen zu treffen hat.

Als guter Arzt wird er es deshalb sogar als Entlastung empfinden, wenn er spürt, daß Sie von ihm keine Wunder erwarten und seine Entscheidungen begründet wissen wollen.

Der Arzt muß umgekehrt auch Ihnen vertrauen können, sonst ist der Behandlungserfolg gefährdet. Wenn der Arzt sich z. B. nicht sicher sein kann, daß Sie sich an die Einnahmevorschriften eines Medikaments halten, dann wird er Sie nicht optimal behandeln können. (Etwas später werden Sie lesen, daß bestimmte Arzneien mit deutlichen Risiken oft nur bei »unzuverlässigen« Patienten verwendet werden.)

Ein Arzt-Patient-Verhältnis, in dem ein gegenseitiges persönliches Vertrauen herrscht, entsteht aber nicht von heute auf morgen.

Es muß sich entwickeln.

Sie können selbst eine Menge tun, um diese Entwicklung zu beschleunigen:

- Drücken Sie dem Arzt gegenüber deutlich Ihre Absicht aus, daß Sie sich wegen Ihres Asthmas auf Dauer von ihm behandeln lassen wollen (falls das nicht völlig klar ist).

  Ihr Arzt wird mit Ihnen als ständigem Patienten deutlich anders umgehen als im einmaligen Behandlungsfall. Er lernt Sie besser kennen und weiß, was für Sie gut oder schädlich ist. Er wird sich vor allem auch um Ihr Vertrauen bemühen und die Behandlung nicht nur als einmalige medizinische Reparatur betrachten.
- Sagen Sie Ihrem Arzt, was Sie von der Behandlung erhoffen. Ihr Arzt kann dann falsche Hoffnungen dämpfen oder falschen Pessimismus korrigieren. Er lernt dabei kennen, wie Sie Ihre Krankheit seelisch verarbeiten, und meistens stellt er sich darauf ein.
- Befolgen Sie die ärztlichen Anweisungen genau. Nehmen Sie alle verordneten Medikamente regelmäßig und nach ärztlicher Verordnung ein. Ändern Sie nichts an der Anzahl und der Häufigkeit der Medikamenteneinnahme, auch wenn es Ihnen bessergeht, ausgenommen der Arzt hat es ausdrücklich erlaubt. Und vor allem: Sagen Sie Ihrem Arzt beim nächsten Besuch ausdrücklich, daß Sie sich an seine Anordnungen gehalten haben!

  Sie machen ihm damit nicht nur eine Freude (denn falsches Einnehmen von Tabletten ist so erschreckend häufig, daß viele Ärzte eine richtige Einnahme gar nicht mehr erwarten), sondern Sie geben ihm nur dadurch eine Möglichkeit, seine Therapie zu kontrollieren. Denken Sie daran: Seine Entscheidungen kann der Arzt nur auf Ihren richtigen Informationen aufbauen – wenn Sie hier schon »schummeln«, ist die ganze Behandlung in ihrem Erfolg gefährdet.

Durch das Befolgen der ärztlichen Anordnung zeigen Sie dem Arzt, daß Sie seinen Entscheidungen vertrauen und daß er sich auf Ihre aktive Mitarbeit verlassen kann.

- Fragen Sie den Arzt, wenn Sie nicht verstanden haben, wie ein Mittel einzunehmen ist und wie oft Sie es einnehmen müssen. Lassen Sie sich dies eventuell aufschreiben, und fragen Sie nach, ob Sie von sich aus mehr oder weniger nehmen dürfen.

  Durch solche Nachfragen spürt Ihr Arzt, daß Sie seine Vorschläge ernst nehmen. Er bemüht sich vielleicht in Zukunft von sich aus um deutlichere Erklärungen. Außerdem wird er Ihnen bei manchem Medikament einen persönlichen Entscheidungsspielraum bei der Anwendung zubilligen, denn er weiß, daß Sie diesen Entscheidungsspielraum nicht mißbrauchen.

- Fragen Sie Ihren Arzt – falls es Sie interessiert – nach der Wirkungsweise der Verordnungen. Das Wissen macht Sie selbst sicherer im Umgang mit den Medikamenten, und der Arzt kann sich so ein Bild über Ihre Kenntnisse machen.

- Sagen Sie es dem Arzt unbedingt, falls Sie wegen möglicher Nebenwirkungen bestimmte Medikamente lieber nicht einnehmen möchten. Meist kann er diese Bedenken zerstreuen. Vielleicht reduziert er entsprechende Medikamente und gibt Ihnen andere Mittel zusätzlich, oder er wählt eine völlig andere Arznei.

  Ihr Arzt erfährt so, daß Sie ihm nicht blind vertrauen, sondern sich über seine Anordnungen Gedanken machen. Er wird wahrscheinlich demnächst selbst auf Nebenwirkungen hinweisen und Entscheidungen noch sorgsamer treffen.

- Fragen Sie nach jeder Behandlung, wann Sie wiederkommen sollten. Halten Sie diesen Termin ein:

  Es ist wichtig für den Arzt, Sie nicht nur im Beschwerdefall kennenzulernen, sondern Sie auch einmal in guter Verfassung zu sehen.

Den Besuch beim Arzt, wenn Sie sich gesund fühlen, können Sie zu einem Gespräch nutzen, ob Sie mit weniger Medikamenten auskommen könnten.

Auch allgemeine Kontrolluntersuchungen sind oft angebracht. Der Arzt erkennt an Ihrem Kommen, daß Sie wirklich an einer optimalen Behandlung interessiert sind. Er wird sich bemühen, Ihre Erwartungen nicht zu enttäuschen.

Wenn Sie die angeführten Punkte beachten, ist es in den meisten Fällen möglich, ein gutes Arzt-Patient-Verhältnis zu erreichen. Außerdem werden die Behandlungserfolge verbessert.

Selbstverständlich gibt es aber auch den Fall, daß Sie sich mit einem Arzt nicht verstehen und seine Behandlungsweise nicht akzeptieren können. Dann ist eine Langzeitbehandlung für beide belastend, und Sie sollten den Arzt wechseln, wenn Sie es können. Einen solchen Schritt sollten Sie aber nicht unbedacht tun.

Viele Asthmatiker haben den Arzt schon oft gewechselt. Manchmal liegt dabei eine Empfehlung aus dem Freundeskreis zugrunde. Bei anderen ist der scheinbar geringe Behandlungserfolg beim bisherigen Arzt Grund zum Wechsel.

Der neugewählte Arzt verschreibt andere Mittel – das ist bei der Fülle der Asthmapräparate ganz natürlich. Nach einer ersten Phase der Begeisterung zeigt sich dann oft, daß auch dieser Arzt das gewünschte Ziel nicht erreicht. Die Enttäuschung ist um so größer. Man fühlt sich noch kränker als zuvor, weil nun schon zwei oder drei Ärzte das Asthma nicht heilen konnten.

Können Sie sich vor schlechten Erfahrungen mit Ärzten schützen?

Eine Vorbedingung: *Haben Sie keine übertriebenen Erwartungen!*

Nur wenn Sie sich völlig sicher sind, daß Sie Ihren Arzt nicht als Wunderheiler betrachten, sondern als Partner im Krankheitsprozeß, dann können Sie anhand von vielen konkreten Beobachtungen überprüfen, ob Sie eine gute Arztwahl getroffen haben.

Beantworten Sie sich dazu folgende Fragen:

- Wohnt der Arzt in Ihrer Nähe?
- Ist er Arzt für Allgemeinmedizin, Internist oder Lungenfacharzt?
- Hat er sich für das erste Gespräch mit Ihnen *mindestens* zwanzig Minuten Zeit genommen?
- Hat er bei der ersten Untersuchung Herz und Lunge abgehört?
- Hört er Sie mit dem Stethoskop ab, wenn Sie über Veränderungen im Krankheitsbild berichten?
- Hat er Sie über Ihre Familienverhältnisse befragt?
- Hat er Sie nach Ihrer Arbeit gefragt?
- Hat er ab und zu durch sein Verhalten gezeigt, daß er über seine Verordnungen nachdenkt (z. B. Nachschlagen in Büchern, mehrere Rückfragen an Sie)?
- Hat er Sie nach weiteren Krankheiten gefragt?
- Haben Sie verstanden, was er gesagt hat?
- Hat er Ihnen Ratschläge für eine angemessene Lebensweise gegeben?
- Hat er gesagt, daß Sie wiederkommen sollten?
- Hat er Ihre Fragen beantwortet?
- Hat er einen Spirometer in der Praxis (Gerät zum Messen der Luftmenge in der Lunge)?
- Gibt er Termine?
- Macht er Hausbesuche?
- Können Sie im Anfall jederzeit auf seine Hilfe rechnen?

Diese Fragen sollten Sie möglichst oft mit »Ja« beantworten können.

Die folgenden Punkte weisen dagegen auf einen guten Arzt hin, wenn Sie sie mit »Nein« beantworten können:

- Hat er gesagt »Das haben wir bald« oder »Das wächst sich aus« oder ähnliches?
- Hat er sofort gesagt »Sie haben sicher Probleme« oder »Viel frische Luft, das ist alles« oder »Feuchte Wände? Dann müssen Sie umziehen« oder ähnliche Bemerkungen, die sofort eine endgültige Ursache Ihres Asthmas festlegen?

- Hat er gesagt »Um Gottes willen kein Kortison, das müssen Sie sofort absetzen«?

ortison helfen«?

nnen, das fast alle Asthmatiker

n aufschreibt?

rter, daß Sie ihn nicht verste-

t verbuchen konnten, um so
ien gelingen wird, mit diesem
verhältnis zu gelangen, daß Sie
ing keine Sorgen zu machen

wenige Punkte zugute halten
ft einen Wechsel in Betracht

t nicht zur Verfügung, zum
nden oder auf Reisen.
handelnden Arzt schon einmal
ben, was Sie dann tun sollten.
Notfallpaß aus, in dem ein
e er Ihnen am besten hilft.
Wenn Ihre Atembeschwerden
lerweise Ihren Arzt aufsuchen
t auch bei anderen Ärzten um

Hilfe nachzusuchen.

Auch wenn für Sie selbst Atembeschwerden fast zum alltäglichen Leben gehören, dürfen Sie sich unbesorgt bei Beschwerden als Notfall betrachten. Gehören Sie nicht zu den Asthmatikern, die besorgt sind, einen Arzt von »wichtigeren« Fällen abzuhalten!

Jeder Arzt nimmt asthmatische Beschwerden ernst.

Sie erleichtern einem fremden Arzt seine Aufgabe sehr, wenn

Sie über Ihre Medikamente genau Auskunft geben können, ihn aber ansonsten nicht mit Ihrer gesamten Krankengeschichte überfallen oder ihn womöglich um Rat bitten, ob Ihr Arzt seiner Meinung nach richtig handelt.

Betrachten Sie die Aufgabe des Notfall- und des Vertretungsarztes so, wie er selbst sie auch sieht: als Hilfe bei akuten Beschwerden, um diese Beschwerden so schnell und so gut wie möglich unter Kontrolle zu bringen.

Lassen Sie sich zum Abschluß einer Vertretungs- oder Notfallbehandlung sagen oder aufschreiben, welche Medikamente verwendet wurden.

So können Sie dazu beitragen, falsche und gefährliche Weiterbehandlungen zu vermeiden, falls bald eine erneute Behandlung nötig sein sollte.

Sie müssen Spezialist für Ihre Krankheit werden

Nehmen wir den Normalfall an:

Sie liegen nicht gerade im Krankenhaus, sondern führen Ihr übliches Leben, das sich zwischen Arbeit, Familie, häuslichen Pflichten, Freizeit und Bekanntenkreis abspielt. Ihre wechselnden Beschwerden werden durch Medikamente beseitigt oder gelindert. Vielleicht haben Sie sogar das Glück, mit Hilfe bestimmter Arzneien völlig beschwerdefrei sein zu können, wenn Sie es richtig anwenden. Bei eventuell auftretenden Anfällen suchen Sie ärztliche Hilfe, die Sie dann durch eine Spritze erhalten.

Haben Sie sich schon einmal klargemacht, daß es eigentlich nur Sie selbst sind, der für die richtige Durchführung Ihrer medizinischen Behandlung verantwortlich ist? Natürlich folgen Sie den Anweisungen Ihres Arztes, und grobe Fehler und Versäumnisse muß er verantworten.

Alles andere, was entweder zu Ihrem optimalen körperlichen Zustand beitragen kann oder Sie immer kränker macht, liegt bei Ihnen:

- Wenn Sie ein Medikament falsch anwenden, kann es keine Wirkung zeigen. Sie bleiben unnötigerweise krank.
- Dasselbe gilt, wenn Sie trotz ärztlicher Anweisung versuchen, mit wenig oder gar keinen Medikamenten auszukommen.
- Umgekehrt können Sie durch zuviel Medikamente gefährliche Nebenwirkungen erzeugen.
- Auch falsch angewendete Medikamente können zu unerwünschten Nebenwirkungen führen.
- Falsche Hoffnungen auf schnelle Wirkungen könnten Sie dazu veranlassen, zu schnell auf ein nur langsam wirkendes Medikament zu verzichten.
- Sehr schnelle Wirkungen können Sie dazu verführen, viel zu lange auf einem Medikament zu beharren, das deutliche Nebenwirkungen zeigt.
- Und auch beim schweren Anfall liegt das, was passiert, noch teilweise in Ihrer Hand: Durch den Anruf beim Arzt entscheiden Sie nämlich, wann Sie die notwendige ärztliche Hilfe bekommen. Zögern kann lebensgefährlich sein!

Alle diese Punkte zeigen:

Als chronisch Kranker können Sie es sich eigentlich nicht leisten, keine Kenntnisse über Ihr Asthma und die Wirkungsweise der einzelnen Medikamente zu haben.

Sie sollten versuchen, sich diese Kenntnisse anzueignen.

Ihr Arzt wird Ihnen darüber nicht böse sein. Wahrscheinlich würde er Ihnen bei ausreichender Zeit sogar selbst alle wichtigen Informationen vermitteln wollen.

Weil jedoch kaum ein Arzt diese Zeit hat, müssen Sie selbst versuchen, sich weiterzubilden.

Es gibt mehrere Möglichkeiten, an Informationen über Asthma zu gelangen, die auch dem medizinisch nicht Vorgebildeten verständlich sind.

- Fragen Sie Ihren Arzt, ob er Ihnen ein Buch empfehlen kann.

Das wäre ideal: Ihr Arzt weiß dann, aus welchen Quellen Sie sich informieren.

- Es gibt eine größere Anzahl von Büchern, die für Patienten geschrieben sind. Oft finden Sie sie in den Stadt-, Kreis- oder Landesbüchereien. Die Ausleihe ist meist kostenlos.
- Der »Asthmatiker- und Allergikerbund« (aab) in Mönchengladbach, Hindenburgstraße 110, gibt an die Mitglieder kurzgefaßte Informationen über die wichtigsten Fragen zu Asthma und Allergie heraus. Fragen Sie dort an.
- Vielleicht gibt es in Ihrer Nähe einen Ortsverband des »Asthmatiker- und Allergikerbundes«, wo Sie bei regelmäßigen Treffen mit anderen Betroffenen über Ihre Erfahrungen reden können? Schauen Sie ins Telefonbuch, oder fragen Sie beim *aab* in Mönchengladbach an (Tel. 0 21 61/1 02 07).
- Es gibt viele Bücher über Asthma, und jedes Jahr erscheinen ein paar neue. Ich will deshalb keines besonders empfehlen. Bilden Sie sich Ihr Urteil selbst: Gute Bücher propagieren kein Allheilmittel und kein einfaches Erklärungsschema für die Ursachen von Asthma. Sie bemühen sich um verständliche Sprache und erläutern wichtige Fachausdrücke.
- Wenn Sie eine bestimmte Informationsquelle immer zur Hand haben wollen, dann fragen Sie in einer Buchhandlung, ob das gewünschte Buch vorrätig ist. Wenn das nicht der Fall ist, bestellt es Ihnen der Buchhändler.

Vorsicht!

Informieren Sie sich nicht aus Illustrierten oder Zeitungen über Ihr Asthma, und mißtrauen Sie allen Informationen, die darauf hinauslaufen, daß *ein* bestimmtes Mittel oder *eine* bestimmte Maßnahme Asthma heilen kann.

Was ist Asthma eigentlich?

Was Asthma ist, erfahren Sie an sich selbst immer wieder: Asthma ist gekennzeichnet durch anfallartig auftretende Atembeschwerden, die unterschiedlich schwer sein können und meist nicht von selbst wieder abklingen.

In der Zeit zwischen den Anfällen besteht oft ein völlig normaler körperlicher Zustand. Es kann aber auch sein, daß auch dann körperliche Anstrengung Beschwerden verursacht und man allgemein schnell »außer Puste« ist.

Über diese persönlichen Erfahrungen hinaus sollten Sie wissen: Die Atembeschwerden entstehen dadurch, daß sich die Bronchien (das sind Teile der Lunge, die man sich als kleine Röhrchen vorstellen kann) verkrampfen, so daß die Luft nicht mehr ungehindert strömen kann. Außer der Verkrampfung sorgen oft noch das Anschwellen der Bronchien und das Absondern von zähem Schleim an den Innenwänden für eine zusätzliche Verengung der Atemwege.

Asthma ist eigentlich eine *Aus*atmungsschwierigkeit. Die alte verbrauchte Luft bleibt in den Lungen. Sie strömt nicht automatisch wie im gesunden Zustand zurück und schafft deshalb keinen Platz für neue, sauerstoffreiche Luft. Weil die Lunge mit verbrauchter Luft gefüllt ist, bläht sich Ihr Brustkorb, und Sie spüren quälend, wie Sie immer weniger Luft einatmen können.

Die Aufgabe des Arztes ist bei der Behandlung scheinbar ganz einfach: Er muß im akuten Anfall den Bronchialkrampf lösen und eventuell dafür sorgen, daß Sie den zähen Bronchialschleim abhusten können. Er muß Ihnen ansonsten Medikamente verordnen, die den Bronchialkrampf verhüten, die Bronchien erweitern und die leichten Krämpfe auch ohne ärztliche Hilfe lösen.

Die Behandlung von Asthma ist jedoch deshalb sehr schwierig, weil Asthma eine Vielzahl verschiedenster Ursachen haben kann. *Jeder Asthmatiker hat im Grunde ein anderes Asthma, und was dem einen hilft, kann für den anderen durchaus schädlich sein.*

Leider ist Asthma außerdem oft auch so hartnäckig, daß selbst unter sehr guter medizinischer Betreuung Beschwerden nicht immer völlig auszuschließen sind.

Die Vielfalt der Erscheinungsformen von Asthma unterstreicht noch einmal Ihre persönliche Verantwortung für Ihre Behandlung: Nur Sie selbst spüren und empfinden genau, was bei Ihren Atembeschwerden passiert. Verbesserungen und Verschlechterungen Ihres Zustandes erkennen Sie erheblich besser als der Arzt. Vor allem bei der Entscheidung über die Wirksamkeit der Medikamente ist Ihr Arzt nur auf Ihre ehrliche Aussage angewiesen!

Die Asthmamedikamente

Nur wenn Sie Medikamente richtig anwenden, wirken sie mit Erfolg. Es brauchen nur wenig Hinweise beachtet zu werden, um im Umgang mit den Medikamenten alles richtig zu machen.

Die folgenden Ratschläge sollen dabei helfen. Sie sind nach Medikamentengruppen geordnet und behandeln vor allem Wissenslücken und daraus resultierende Verhaltensweisen, die auch bei langjährigen Asthmatikern immer wieder – oft völlig unnötig und mit erheblichen Auswirkungen auf die Behandlung – zu Unsicherheiten und Fehlern führen.

a) Krampflösende Dosier-Aerosole

Durch die handlichen Tascheninhalatoren haben Sie als Asthmatiker heute ein Mittel in der Hand, das leichte bis mittelschwere Atembeschwerden in Sekundenschnelle beheben kann.

Man sollte sich das einmal vor Augen halten: Noch vor gut dreißig Jahren dauerte die Behebung selbst leichterer Beschwerden oft fünf Minuten und länger, und das Inhalationsgerät konnte nur unter besonderen Umständen überall angewendet werden.

Die Dosier-Aerosole (wie die Tascheninhalatoren vom Arzt genannt werden) bedeuten, richtig angewendet, einen großen Schritt in Richtung auf Ihre Selbständigkeit im Umgang mit Asthma. Die wichtigsten Präparate zur Bekämpfung von Atembeschwerden, die als Dosier-Aerosole auf dem Markt sind, heißen zur Zeit: *Berotec, Bricanyl, Bronchospasmin, Etoscol, Sultanol* und *Volmac.*

Bei allen wird durch Druck auf einen Wirkstoffbehälter eine genau dosierte Menge des Medikaments in feinste Teilchen zerstäubt.

Diese feinen Wirkstoffteilchen müssen an die Oberfläche der betroffenen Bronchien gelangen, um dort sofort krampflösend wirken zu können. Das Präparat wirkt um so besser, je tiefer es eingeatmet werden kann.

Deshalb müssen Sie unbedingt auf folgende Weise inhalieren:

- Sie atmen zuerst etwas tiefer als normal aus. So schaffen Sie Platz für die Luft des nächsten Atemzugs, mit dem der Wirkstoff in die Lungen transportiert werden soll.
- Nehmen Sie den Inhalator an den Mund. Der Wirkstoffbehälter muß nach oben zeigen. Drücken Sie sofort zu Beginn der Einatmung auf den Wirkstoffbehälter.
- Atmen Sie langsam so tief wie möglich ein. Nur so gelangt der Wirkstoff an möglichst viele Stellen der Lunge.
- Wenn Sie es aufgrund Ihrer Beschwerden können, dann halten Sie einige Sekunden die Luft an. Die Wirkstoffteilchen brauchen nämlich etwas Zeit, um sich auf den Bronchien abzulagern. Andernfalls werden sie wieder ausgeatmet.
- Machen Sie nun mehrere normale Atemzüge, denn richtig zu inhalieren strengt an.
- Wiederholen Sie dann die Inhalation, wenn es nötig ist.

Die genannten Dosier Aerosole wirken nur *krampflösend.* Wenn trotz zweimaliger richtiger Inhalation keine deutlich spürbare Atemerleichterung innerhalb weniger Minuten eintritt, dann können Sie sicher sein, daß Ihre Atemnot mehr an einer Verschleimung der Bronchien und an der Schwellung der Bronchienoberflächen liegt. Dagegen kann ein Dosier-Aerosol nicht helfen, und mit jeder weiteren Inhalation führen Sie Ihrem Körper überflüssige Wirkstoffe zu, die nichts anderes bewirken als unangenehme und irritierende Begleiterscheinungen, vor allem Nervosität und Unruhe – und das können Sie bei Atembeschwerden am allerwenigsten brauchen.

Wie oft Sie täglich inhalieren können, steht auf dem Beipackzettel des Medikaments.

Überschreiten Sie diese Grenzen nicht, Sie schaden damit Ihrer Gesundheit!

Begleitwirkungen wie Fingerzittern nach der Inhalation müssen Sie in Kauf nehmen. Diese Erscheinung ist zwar recht lästig, aber völlig harmlos. Das Zittern spricht *nicht* für Nervosität!

Das Herzklopfen, das Sie vielleicht verspüren, weist Sie darauf hin, daß nach richtiger Inhalation das Herz sauerstoffreiches Blut mit frischer Kraft in den Kreislauf pumpt.

Die Art der Begleiterscheinungen wird je nach dem verwendeten Dosier-Aerosol vom Asthmatiker persönlich anders empfunden. Wenn Ihr Arzt einverstanden ist, sollten Sie verschiedene Präparate ausprobieren und dann auf Dauer bei dem Dosier-Aerosol bleiben, das Ihnen am besten und am dauerhaftesten mit den geringsten Begleiterscheinungen hilft.

Zur Zeit sind alle Dosier-Aerosole noch mit Treibgas abgefüllt (1992). Im Lauf der nächsten Jahre werden die Firmen voraussichtlich immr mehr FCKW-freie Aerosole auf den Markt bringen. Die Art und Weise, wie damit inhaliert werden muß, unterscheidet sich vom Inhalieren mit Dosier-Aerosolen. Lassen Sie sich also die richtige Einnahme vom Arzt genau erklären.

b) Kortikoidhaltige Dosier-Aerosole

Die eben beschriebenen krampflösenden Dosier-Aerosole waren lange Zeit das Mittel der ersten Wahl bei der Behandlung von leichteren Asthmaformen. Anfang der achtziger Jahre tauchten dann die ersten kortikoidhaltigen Dosier-Aerosole auf. Sie enthalten Kortison (darüber lesen Sie mehr im Abschnitt f), und die

Pharmafirmen behaupteten: Durch die Anwendung dieser Dosier-Aerosole kann ein wirksamer Schutz vor weiteren Asthmaanfällen aufgebaut werden, ohne auch nur annähernd die gefürchteten Nebenwirkungen von Kortisontabletten in Kauf nehmen zu müssen. Ich habe damals selbst erlebt, wie zögerlich Ärzte – selbst in Fachkliniken – diese kortikoidhaltigen Dosier-Aerosole empfahlen, ja teilweise vom Gebrauch abrieten: »Die regelmäßige Einnahme von Kortisontabletten ist sicherer und verläßlicher«, wurde mir unter anderem gesagt.

Nach einigen Jahren Erfahrung und einer weiteren Verbesserung der wirksamen Substanzen stellt sich jedoch nun immer klarer heraus:

- Kortikoidhaltige Dosier-Aerosole können auch schon bei leichteren Asthmaformen eingesetzt werden und führen in vielen Fällen bei regelmäßiger konsequenter Anwendung zur dauerhaften Beschwerdefreiheit.
- Auch der langjährige Gebrauch von kortikoidhaltigen Dosier-Aerosolen führt zu keinerlei Nebenwirkungen, wie sie von der Einnahme von Kortisontabletten bekannt sind.
- Kortikoidhaltige Dosier-Aerosole können verläßlich die Notwendigkeit der Einnahme von Kortisontabletten vermindern oder sie ganz ersetzen.

Kortikoidhaltige Dosier-Aerosole treten deshalb in der Asthmatherapie heute gleichzeitig neben die krampflösenden Mittel, und ihr Stellenwert wird untermauert durch die immer sicherer werdende Erkenntnis, daß am Asthma grundsätzlich auch entzündliche Prozesse beteiligt sind, denen mit krampflösenden Mitteln allein nicht beizukommen ist.

Kortikoidhaltige Dosier-Aerosole sind zur Zeit (1992): *Beclo-turmant, Sanasthmax, Sanasthmyl, Viarox, Inhacort, Pulmicort, Flunisolid* und *Bronalide.*

Bei allen Dosier-Aerosolen entfaltet sich die Wirkung des Medikaments nur in den Lungen und nicht im ganzen Körper wie bei den Kortison-Tabletten. Deshalb kommen alle auch mit einem Bruchteil der gleichen Wirkstoffmenge aus.

Nach einer Anfangsphase von einigen Wochen, in denen etwas häufiger inhaliert werden muß, kann in aller Regel auf eine Einnahme von nur zweimal täglich, manchmal sogar nur einmal täglich (ein bis zwei Aerosol-Hübe) umgestellt werden! Sinnvoll ist es, wenn einige Minuten vor der Einnahme eines Aerosolstoßes schon ein krampflösendes Mittel inhaliert wurde, denn dadurch wird die Wirksamkeit des kortikoidhaltigen Dosier-Aerosols erhöht.

Ein Problem bei allen Dosier-Aerosolen ist es, daß ein erheblicher Wirkstoffanteil im Mund- und Rachenraum verbleibt. Bei kortikoidhaltigen Dosier-Aerosolen führt das manchmal zu Pilzbefall im Mund (Soor) und zu Heiserkeit.

Um das zu vermeiden, ist es sinnvoll, sich zu einem solchen Dosier-Aerosol auch eine Inhalierhilfe (»Spacer«) verordnen zu lassen. (Das gibt es zu jedem der angegebenen Präparate!) Damit gelangt ein erheblich größerer Wirkstoffanteil in die Lunge. Wenn Sie außerdem jeweils *vor* einer Mahlzeit inhalieren, brauchen Sie sich um Pilzbefall im Mund wirklich keine Sorgen mehr zu machen.

Meine persönlichen Erfahrungen decken sich völlig mit den medizinischen Forschungsergebnissen. Ich lebe bei regelmäßiger Einnahme eines der o. a. Mittel seit Jahren absolut beschwerdefrei. Die Einnahme von Kortisontabletten konnte völlig ersetzt werden. Ich habe – durch richtige Anwendung – keinerlei Nebenwirkungen. Vergessen Sie hier Ihre Scheu vor Kortison – es lohnt sich wirklich.

c) Krampflösende Tabletten

Außer mit Dosier-Aerosolen können Bronchialkrämpfe auch durch Tabletten bekämpft werden. Diese enthalten denselben Wirkstoff wie die Aerosole, der aber bei Tabletten erst in den

Kreislauf gelangen muß, um in der Lunge seine Wirkung zu entfalten.

Den meisten Dosier-Aerosolen entsprechen Tabletten mit der gleichen Wirkung, z. B. *Sultanol, Bricanyl, Berotec, Etoscol, Bronchospasmin* und alle Präparate, bei denen Sie auf dem Beipackzettel die Bezeichnung »Bronchospasmolytikum« finden können.

Die Wirkung von Tabletten tritt erst nach längerer Zeit ein, und sie ist oft nicht so deutlich wie bei Dosier-Aerosolen.

Dafür hält die Wirkung länger an.

Krampflösende Tabletten verordnet Ihnen Ihr Arzt vor allem dann, wenn Sie nicht nur ab und zu unregelmäßig auftretende Beschwerden haben, sondern Tag und Nacht eine krampflösende Therapie brauchen. Auch wenn Sie regelmäßig nachts durch Beschwerden aufwachen und dann inhalieren müssen, kann Ihnen eine Tablette vielleicht zu ungestörtem Schlaf verhelfen.

Ob Sie selbst lieber Tabletten oder Dosier-Aerosole verwenden, sollten Sie vielleicht mit Einverständnis Ihres Arztes einmal ausprobieren. Der Vorteil der Dosier-Aerosole liegt in der schnellen Wirkung, außerdem ist die Wirkstoffmenge, die beim Aerosol die Atembeschwerden verhindert oder zum Verschwinden bringt, viel geringer als die einer Tablette.

Das ist sicher in Ihrem Interesse.

Vielleicht empfinden Sie es allerdings beim Umgang mit Dosier-Aerosolen als unangenehm, daß Sie immer wieder durch das Auftreten von Beschwerden an Ihre Krankheit erinnert werden, bevor Sie die Beschwerden bekämpfen können. Eine Therapie mit Tabletten kann dagegen das Gefühl eines ständig guten Zustands vermitteln.

Wenn es bei Ihrem Arzt möglich ist, entscheiden Sie doch selbst, in welcher Form Sie krampflösende Mittel zu sich nehmen! Wenn Sie Tabletten der oben genannten Marken verwenden, dann sollten Sie darauf achten, daß Sie nicht zusätzlich noch die Höchstmenge an Dosier-Aerosol verbrauchen, weil das dann einer Überdosierung desselben Medikaments gleichkommt.

Medikamente aus einer anderen Gruppe können Sie dagegen auch gleichzeitig mit Aerosolen anwenden: Theophyllin-Tabletten.

Sie heißen z. B. *Euphyllin, Phyllotemp, Euspirax, PulmiDur, Uniphyllin* und *Afonilum retard*.

Außerdem handelt es sich um Theophyllin-Tabletten, wenn Sie auf dem Beipackzettel bei den wirksamen Substanzen des Medikaments die Begriffe »-theophyllin, -proxyphyllin« finden.

Medikamente mit dem Wirkstoff Theophyllin werden als Tabletten vor allem dann verwendet, wenn durch die Dosier-Aerosole selbst bei Verwendung der Höchstmenge kein ausreichender Behandlungserfolg eintritt.

Bei Theophyllintabletten müssen Sie bei der Einnahme beachten, daß nur eine ausreichende Menge Wirkstoff im Körper überhaupt eine atembefreiende Wirkung hat. Es gibt eine untere Grenze, die bei jedem Patienten verschieden ist. Wenn Sie von diesen Präparaten zu wenig nehmen, haben Sie zwar Fremdstoffe im Körper, diese sind aber ohne jede Funktion. Wenn Sie also keine Wirkung verspüren, fragen Sie am besten den Arzt, ob Sie vielleicht zu wenig nehmen. Die Ratschläge auf den Packungsbeilagen können Sie eher als untere Grenze betrachten.

Oftmals vertragen manche Patienten Theophyllintabletten schlecht, sie reagieren mit Übelkeit und Kopfschmerzen oder fühlen sich sehr aufgeregt

Wägen Sie im Zweifelsfall ab, welche Beschwerden für Sie schlimmer sind! Wechseln Sie auch eventuell nach Rücksprache mit dem Arzt die Dosis und vielleicht auch einmal die Marke, denn die unterschiedlichen Theophyllinpräparate werden auch unterschiedlich gut vertragen.

d) Medikamente mit schützender Wirkung

Es wurde schon ausführlich beschrieben, daß es in den meisten Fällen am sinnvollsten ist, sich durch die regelmäßige Einnahme eines kortikoidhaltigen Dosier-Aerosols vor Asthmaanfällen zu schützen. Ein weiteres Medikament mit vorbeugender und schützender Wirkung ist *Intal*, das es als Kapseln zum Inhalieren gibt.

Der Wirkstoff von *Intal* kann in manchen Fällen vor allergisch ausgelösten Anfällen und vor Anstrengungsasthma völlig schützen. Vor allem bei Kindern ist er oft hochwirksam. Aber auch bei erwachsenen Asthmatikern lohnt es sich, die Wirkung von *Intal* auszuprobieren, denn *Intal* ist völlig unschädlich und nebenwirkungsfrei. Es muß aber ununterbrochen (viermal täglich) genommen werden.

Manche Patienten haben Schwierigkeiten, das *Intal*-Pulver einzuatmen. Sie bekommen durch die Einnahme Hustenanfälle und Atembeschwerden. Dann ist die Einnahme von *Zaditen* möglich (Kapseln zum Schlucken). *Zaditen* enthält ähnliche Wirksubstanz wie *Intal*. In den ersten Tagen nach der Einnahme macht *Zaditen* sehr müde, diese Nebenwirkung verschwindet jedoch sehr schnell.

Fragen Sie Ihren Arzt, ob er einen Behandlungsversuch mit *Intal* oder *Zaditen* für sinnvoll hält.

Sollte es auch nach längerer Einnahme zu keiner deutlichen Besserung Ihrer Beschwerden kommen, dann können Sie davon ausgehen, daß diese Präparate Ihnen nicht helfen. Daraus ist aber kein Rückschluß auf den Schweregrad Ihrer Erkrankung zu ziehen!

e) Schleimlösende Mittel, Hustenstiller

Haben Sie ständig Schwierigkeiten, den zähen Schleim abzuhusten, der Ihre Bronchien vielleicht verstopft? Nur dann sind schleimlösende Mittel für Sie wirksam und nützlich.

Leiden Sie oft unter quälendem Reizhusten, ohne daß Ihre Bronchien dabei verschleimt wären? Nur dann müssen Sie ein hustenstillendes Mittel verwenden.

Denken Sie daran: Es gibt viele Asthmaformen ohne Verschleimung der Atemwege und ohne Husten.

Gerade die oft angepriesenen Brust-, Lungen- und Asthmatees und sogenannte Naturheilmittel haben aber als einzige Wirkung oft nur eine Schleimlösung oder das Dämpfen des Hustens zur Folge.

Daß ihre Anwendung in der Regel unsinnig ist, weil die Verkrampfung der Bronchien nicht behoben wird, liegt auf der Hand.

Achten Sie unbedingt darauf, daß Sie neben schleimlösenden Mitteln keine hustenstillenden Mittel verwenden und umgekehrt!

Sie müssen auf diese Wirkung auch Ihre rezeptfrei erworbenen Mittel bis hin zum Hustenbonbon kontrollieren. Machen Sie sich unbedingt klar: Gelöster Schleim muß abgehustet werden. Bei gedämpftem Husten und gelöstem Schleim werden Ihre Beschwerden schlimmer statt besser. (Seien Sie klüger als die Pharmaindustrie, die tatsächlich Mittel anbietet, die beide Wirkungen kombinieren!)

f) Kortison

Wie kein anderes Medikament sind Kortisonpräparate geeignet, den Patienten zu so unterschiedlichen Gefühlen wie Angst, Hoffnung, Abwehr und Ablehnung zu veranlassen.

Was ist Kortison? Welche Nebenwirkungen gibt es? Welche Tabletten enthalten Kortison? Kann das Kortison durch andere Mittel ersetzt werden?

Nur wenn Sie über diese Fragen gut Bescheid wissen, können Sie sich im Umgang mit Kortison richtig verhalten und Entscheidungen des Arztes begründet akzeptieren oder ablehnen.

Kortison ist eines der Hormone, die von der Nebennierenrinde beim gesunden Menschen täglich produziert werden und die lebensnotwendig sind. Kortison dient dazu, in verschiedenen Bereichen des Körpers entzündliche Prozesse zu verhindern.

Besonders viel Kortison braucht der Körper in Streßsituationen.

Er produziert dann von sich aus entscheidend größere Mengen. Die natürliche Produktion von Kortison liegt zwischen 4 und 8 Milligramm täglich, in Streßsituationen können bis zu 20 Milligramm täglich produziert werden.

Der Großteil des Kortisons wird morgens zwischen 6 und 8 Uhr vom Körper produziert. Die Menge hängt davon ab, wieviel (natürliches und künstliches) Kortison noch im Körper ist, und davon, wieviel der Körper noch braucht.

Kortison ist das Asthmamittel, das am stärksten wirksam ist.

Für Tabletten und Spritzen wird es künstlich hergestellt, weil es so gezielter, besser und nebenwirkungsfreier hilft.

Kortisontabletten sind zum Beispiel *Decortin, Hostacortin, Decortin H, Deltacortril, Decortilen, Ultralan, Delphicort, Volon, Urbason, Medrate* und viele andere.

Ein Hinweis auf Kortison liegt immer dann vor, wenn auf dem Beipackzettel die Worte »Kortikoide« oder »Corticosteroide« auftauchen.

Die unbedenkliche Behandlung mit dem hochwirksamen Kortison ist leider nicht möglich, weil eine große Anzahl von Nebenwirkungen hervorgerufen werden können.

Wenn Sie von Ihrem Arzt genau Auskunft über diese Nebenwirkungen und über die Notwendigkeit der Kortisontherapie fordern, handeln Sie richtig.

Was ist für Sie besonders zu beachten?

Bei schweren Anfällen und langdauernden, immer wieder auftretenden Beschwerden kann Ihnen nur eine Behandlung mit Kortikoidtabletten (wie der Arzt zu Kortisontabletten sagt) einen lebenswerten Zustand ermöglichen.

Die erstmalige Gabe von Kortison erfolgt oft durch eine Spritze.

Erwarten Sie die Wirkung nicht zu schnell: Sie tritt erst frühestens nach einer Stunde ein und hat den Wirkungshöhepunkt erst nach einigen Stunden. Nach einer Tabletteneinnahme beginnt die Wirkung erst nach drei Stunden.

Erwarten Sie auch von einer einmaligen Kortisonspritze nicht unbedingt, daß sie Sie von Ihren Beschwerden völlig befreit.

Besonders wenn Sie sehr lange Beschwerden hatten und ohne Kortikoidtabletten ausgekommen sind, dauert es manchmal mehrere Tage, bis sich dann eine deutliche Besserung zeigt.

Die Behandlung mit Kortikoidtabletten muß meist lange über den eigentlichen Beschwerdezustand hinaus durchgeführt werden.

Dafür gibt es einen wichtigen Grund: Wenn dem Körper künstlich Kortison zugeführt wird, dann drosselt die Nebennierenrinde ihre Eigenproduktion dieses Hormons.

Sie bekommt ja vom Gehirn die Meldung: ausreichend Kortison im Körper! An eine normale Funktion wird die Nebennierenrinde deshalb nach einer Kortisonbehandlung nur dann wieder gewöhnt, wenn die Einnahme sehr langsam und schrittweise beendet wird.

Wenn Sie dagegen plötzlich mit der Einnahme von Kortisontabletten aufhören, weil Sie keine Beschwerden mehr haben, dann begehen Sie einen gefährlichen Fehler: Ihr Körper ist ganz plötzlich ohne ausreichende Mengen eigenen Kortisons. Er kann sich keiner Streßsituation und keinem Krankheitsprozeß angemessen stellen. Deshalb werden Sie innerhalb kurzer Zeit wieder krank.

Halten Sie sich deshalb unbedingt an die Anweisungen des Arztes. Falls er vergißt, Ihnen ausreichende Mengen Tabletten für eine langsam ausklingende Einnahme zu verschreiben (das kommt recht oft vor, unter anderem auch bei Krankenhausentlassungen!), dann erinnern Sie ihn daran!

Bedenken Sie: Wenn Sie sehr lange Kortikoidtabletten nehmen mußten und es Ihnen jetzt besser geht, kann es unter Umständen fast ein Jahr dauern, bis die normale Nebennierenrindenfunktion wiederhergestellt ist.

Damit die körpereigene Kortisonproduktion möglichst gering beeinflußt wird, müssen Sie Ihre Tabletten zwischen 6 und 8 Uhr morgens nehmen. Da bis zum Wirkungsbeginn etliche Zeit vergeht und Sie (normalerweise) bis zum nächsten Morgen keine weiteren Kortikoidtabletten mehr zu sich nehmen, hat der Körper so an jedem Morgen den Eindruck, relativ wenig Kortison zu haben. Die Nebennierenrinde produziert deshalb eine angemessene Menge. Auch bei länger dauernder Tabletteneinnahme kann so Ihre körpereigene Produktion von Kortison weitgehend unbeeinflußt bleiben.

Sie schaden aber Ihrer Gesundheit und rufen Schädigungen der Nebenniere hervor, wenn Sie – wie viele Asthmatiker – Ihre Tagesdosis Kortison aufteilen, »weil das ein so starkes Mittel ist«. Die Entscheidung über eine Aufteilung, die in seltenen Fällen nötig ist, kann nur der Arzt treffen.

Wenn Sie jetzt über die Funktion des Kortisons Bescheid wissen, können Sie sich auch denken, weshalb die 4-Wochen-Spritzen mit Kortison für Sie schädlich sind: Solche Injektionen führen dem Körper über die Zeit der Wirkungsdauer taglich und stündlich eine abgemessene Menge Kortison zu. Die Nebennierenrinde drosselt aufgrund des hohen Kortisonanteils auch am Morgen ihre Produktion.

Solche Spritzen sollten von Ärzten eigentlich nur den Patienten gegeben werden, bei denen eine zuverlässige Tabletteneinnahme nicht erwartet werden kann. Zu dieser Gruppe gehören Sie aber sicher nicht.

Oft kann es auch aufgrund Ihres Krankheitsbildes nötig sein, daß Sie dauernd Kortikoidtabletten nehmen müssen. Dann muß versucht werden, mit der kleinstmöglichen Menge auszukommen, die Ihnen relative Beschwerdefreiheit garantiert. Das ist die sogenannte Erhaltungsdosis. Sie kann, wie schon beschrieben, durch regelmäßige Einnahme von kortikoidhaltigen Dosier-Aerosolen immer gesenkt und oft ganz eingespart werden.

Sie wollen zu Recht wissen, wann bei so einer langdauernden Kortikoidbehandlung Nebenwirkungen auftreten und welche das sind.

Diese Fragen kann auf Ihren speziellen Fall bezogen niemand genau beantworten – auch kein Arzt, denn Zeitpunkt und Ausmaß von Nebenwirkungen hängen von Ihrer eigenen Konstitution, von der Menge der eingenommenen Tabletten und von der Länge der Kortikoidtherapie ab. Meist dauert es eine ganze Anzahl von Jahren ununterbrochener Einnahme, bis Nebenwirkungen zu verzeichnen sind. Bei vielen Patienten – vor allem bei älteren – treten auch keinerlei Schädigungen auf.

Mit den folgenden Erscheinungen müssen Sie unter Umständen rechnen:

- Wenn Sie eine verborgene Zuckerkrankheit haben, kann sie unter der Kortikoidbehandlung zum Ausbruch kommen. Sagen Sie Ihrem Arzt deshalb unbedingt, ob es in Ihrer Familie Diabetesfälle gibt!
- Ihre Gesichtszüge können voller werden, gleichzeitig setzt der Oberkörper Fett an, und die Muskeln an Armen und Beinen werden schwächer (das nennt man das Cushing-Syndrom). Die ungünstige Wirkung von Kortikoiden auf den Stoffwechsel sind bisher leider noch unbestreitbar vorhanden. Bis auf die Veränderung der Gesichtszüge können Sie den Erscheinungen des Cushing-Syndroms durch viel Bewegung und Diät recht gut entgegenwirken.
- Manchmal kommt es zum Ausbruch von Akne am Oberkörper. Sie schwindet fast sofort nach Beendigung der Kortikoideinnahme.
- Die Gefahr von Magengeschwüren und -blutungen läßt sich dadurch sicher ausschalten, daß Sie vor der Einnahme der Kortikoidtabletten ein Ulcus-Gastritis-Mittel einnehmen, das die Wände des Magens sicher schützt. Bitten Sie Ihren Arzt um Verordnung. (Wenn er sich weigert: Diese Mittel sind auch rezeptfrei erhältlich, und Ihre Gesundheit sollte Ihnen die Investition wert sein.)
- Wenn Sie sich ausreichend körperlich bewegen, dann ist die Gefahr der oft warnend beschworenen Knochenbrüchigkeit für

den Asthmatiker äußerst gering. Sie tritt vorwiegend bei unbeweglichen oder fast ständig bettlägerigen Patienten auf.

- An den Injektionsstellen bei intramuskulären 4-Wochen-Spritzen kommt es zu Muskelschäden, die nicht behandelt werden können. Sie haben oben schon gelesen, daß diese Spritzen auch aus anderen Gründen schädlich sind. Überzeugen Sie den Arzt, der Ihnen eine länger wirkende Spritze geben will, davon, daß Sie auch bereit sind, regelmäßig verläßlich Tabletten zu nehmen!
- Weisen Sie den Arzt darauf hin, wenn Sie Tuberkulose hatten, wenn Sie schwanger sein könnten oder sind, wenn Sie Zucker haben könnten, wenn Sie ständig Bluthochdruck haben. Da Sie sich ja für einen Arzt entschieden haben, zu dem Sie ständig gehen, weiß er über Risiken bei anderen Krankheiten in Ihrem Fall sicher Bescheid.
- Ihre Haut wird im Laufe der Jahre etwas dünner – dies ist leider unvermeidlich.

Eine Behandlung mit Kortisontabletten kann nur dann sinnvoll sein, wenn die konsequente Anwendung von kortikoidhaltigen Dosier-Aerosolen und krampflösenden Mitteln keine Beschwerdefreiheit bringt. Kein Arzt wird unbedenklich eine Kortikoidtherapie durchführen. Wenn Ihnen jedoch trotz langdauernder quälender Atemnotzustände, die mit anderen Mitteln nicht zu beheben sind, kein Kortikoidpräparat in ausreichenden Mengen verordnet wird, dann ist dies ebenfalls risikoreich, denn die Folgeschäden Ihres Asthmas werden unübersehbar und sind erheblich. Bemühen Sie sich in solchen Fällen, in eine der größeren Asthmakliniken eingewiesen zu werden oder dort eine Kur bzw. einen Sanatoriumsaufenthalt zu verbringen. Dort wird in aller Regel eine wohlbedachte und an den neuesten Erkenntnissen orientierte Kortikoidtherapie eingeleitet, die das Ziel hat, ihre persönliche Erhaltungsdosis zu finden.

Ratschlägen einer solchen Klinik im Abschlußbericht folgt

eventuell auch ein Arzt, der ansonsten einer Kortikoidtherapie sehr ablehnend gegenübersteht.

Die Zahl der Asthmatiker, die immer wieder einmal oder auf Dauer mit Kortikoidpräparaten behandelt werden müssen, um ein befriedigendes Leben führen zu können, ist sehr hoch. Wenn Sie dazugehören, heißt das nicht, daß Ihr Asthma nur immer schlimmer wird. Im Gegenteil: Bei langdauernder, konsequent richtiger Behandlung ist es oft möglich, nach mehreren Monaten eine Senkung der Erhaltungsdosis vorzunehmen.

Spritzen, Infusionen und Inhalationen beim Arzt und im Krankenhaus

Wenn Ihre Atembeschwerden so stark werden, daß Ihnen Ihre Aerosole und Tabletten nicht helfen, sollten Sie möglichst schnell Hilfe beim Arzt suchen. Rufen Sie Ihren Arzt an, lassen Sie sich ansonsten zum Krankenhaus fahren, oder informieren Sie den Krankentransport!

Bei einem schweren Anfall kann Zögern lebensgefährlich sein. Die Behauptung, daß man an Asthma nicht stirbt, ist nicht wahr. Überlegen Sie nicht lange – bei einem Anfall sind Sie nämlich nicht fähig, zu entscheiden, ob Sie auch ohne Hilfe noch eine Zeitlang zurechtkommen. Hilfe im Krankenhaus bedeutet nicht sofort Krankenhauseinweisung, denn jedes Krankenhaus leistet auch ambulante Hilfe. Wenn es dem behandelnden Arzt dort gelingt, Ihren Anfall zu unterbrechen, können Sie genauso wie beim normalen Arztbesuch nach Hause. Die ambulante Hilfe im Krankenhaus kostet Sie bzw. Ihre Kasse genausoviel wie eine ärztliche Versorgung in der Praxis.

Dem Arzt, der Sie im Notfall versorgt, stehen die gleichen Medikamente zur Verfügung, die Sie selbst haben: krampflösende Mittel, schleimlösende Mittel und Kortison. Diese Medikamente werden Ihnen aber dort durch eine Spritze so zugeführt, daß eine sehr schnelle Wirkung eintreten kann. Diese Wirkung und das

Ausmaß Ihrer Beschwerden können vom Arzt beobachtet werden. Nur dadurch ist es möglich, Ihnen – besonders durch Infusionen – Ihre Asthmamittel in sehr viel größeren Mengen zuzuführen, als es der Magen und der gesamte Organismus bei der Tabletteneinnahme vertragen würden. Nur so sind aber akute Anfälle zu lösen.

Die ärztliche Hilfe durch Spritzen und Infusionen brauchen Sie nicht länger, als bis Sie den Anfall deutlich überwunden haben. Es ist also nicht sinnvoll, sich morgens und abends eine Spritze oder eine Infusion geben zu lassen, wenn keine akuten Beschwerden bestehen, denn die gleichen Wirkstoffe können Sie auch in Tablettenform – sorgsam über den Tag verteilt – zu sich nehmen.

Auch bei Inhalationen an größeren Apparaten, wie sie in mancher Arztpraxis zur Verfügung stehen und wie sie in Kuranstalten üblich sind, werden Ihnen keine anderen Medikamente zugeführt als die, die in Aerosolen und Tabletten auch vorhanden sind.

Manche Ärzte lassen Ihre Patienten nur deshalb zur Inhalation in die Praxis kommen, um die Medikamenteneinnahme kontrollieren zu können.

Wenn Sie Ihren Arzt davon überzeugen können, daß Sie Ihre Medikamente auch zu Hause anwenden und regelmäßig das Dosier-Aerosol benutzen, sparen Sie sich selbst vielleicht viel Zeit (und Ihrer Kasse hohe Kosten).

Allgemeine Ratschläge zur Medikamenteneinnahme

Medikamente nehmen zu müssen, das ist immer eine unangenehme Sache. Die »Chemie im Körper« bereitet uns Unbehagen. Am liebsten sind uns deshalb noch jene Mittel, die eine konkrete Krankheitserscheinung schnell und umgehend beheben. Dazu gehören Kopfschmerzmittel, die rasch von Schmerzen befreien, Magenmittel, die schnell gegen Übelkeit wirken, Mittel gegen Durchfall, fiebersenkende Mittel, Salben, Puder und viele ähnliche Heilmittel. Sobald die jeweiligen Beschwerden vorbei sind, können Sie in solchen Fällen mit der Behandlung aufhören, und ein erneutes Auftreten von Krankheitszeichen ist unwahrscheinlich.

Überprüfen Sie sich einmal selbst: Erwarten Sie von Ihrem Asthmamittel auch solche Wirkungen? Hoffen Sie – offen oder insgeheim – darauf, daß ein Mittel Sie wirklich dauerhaft von Asthma befreien kann? Versuchen Sie immer wieder erfolglos, ohne Medikamente auszukommen, und sind dann schwer enttäuscht?

Wenn Sie diese Fragen mit »Ja« beantworten, dann müssen Sie Ihre Einstellung zur Medikamenteneinnahme ändern, was das Asthma betrifft.

Das dürfte Ihnen nicht schwerfallen. Sie wissen aus der Beschreibung der Asthmamittel und ihrer Wirkungen nun, daß alle Mittel nur – vorbeugend oder im Beschwerdefall – das Auftreten asthmatischer Beschwerden verhindern oder bekämpfen. Eine Heilung von Asthma ist durch keines der Mittel möglich. (Nur in einigen Fällen bestimmter Formen von allergischem Asthma ist durch eine Immunisierung eine Heilung zu erreichen – aber auch nicht durch Tabletteneinnahme!) Asthmabehandlung heißt fast immer: Sie müssen ständig oder immer zu bestimmten Zeiten Medikamente zu sich nehmen.

In dieser Situation brauchen Sie sich nicht als Ausnahme zu fühlen. Die Zahl der Menschen, die wegen verschiedenster Krankheiten ständig auf Arzneimittel angewiesen ist, geht in der Bundesrepublik in die Millionen.

Denken Sie auch daran: Je konsequenter Sie Beschwerden durch Medikamente unterdrücken können, um so weniger wird Ihr Körper durch die immer wieder auftretenden Anfälle geschwächt.

Wenn Sie Ihre Anfälle sorgfältig vorbeugend bekämpfen und nicht nur dann behandeln, wenn sie schon aufgetreten sind, dann können Sie auch dadurch das Problem vermeiden, das viele

Asthmatiker belastet: die psychische Gewöhnung an den Gebrauch von Dosier-Aerosolen, die Unfähigkeit, selbst kleine Wege zurückzulegen, ohne das Aerosol bei sich zu haben.

Nur durch eine konsequente dauernde Behandlung können Sie Folgeschäden wie das Lungenemphysem oder Herzschäden verhindern. Freuen Sie sich, daß Sie Möglichkeiten an der Hand haben, vorbeugend Beschwerden abzuwehren. Jeder Asthmaanfall ist Streß für den Organismus. Es ist besser, diesen Streß zu verhüten, als ihn immer wieder erst dann zu bekämpfen, wenn er da ist.

Gehören Sie zu denen, die in bezug auf ihr Asthma die Meinung vertreten, »Was von selbst gekommen ist, muß auch von selbst wieder gehen«?

Glauben Sie wirklich, den Körper an Asthma gewöhnen zu können?

Glauben Sie, daß das Durchstehen eines Anfalls ohne Medikamente Ihre Lunge abhärtet?

Wenn diese Ansichten wahr wären, dann wären früher die meisten Asthmatiker nach einiger Zeit von selbst wieder gesund geworden. Es standen ja keine wirksamen Mittel zur Verfügung, und die Patienten waren damals zum Durchstehen eines Anfalls gezwungen. Erschreckende Berichte über jahrelange Beschwerdezustände und die vielen Todesfälle im schweren Anfall in früheren Zeiten beweisen das Gegenteil: Unbehandeltes Asthma wird immer schlimmer.

Muß es aber denn diese Vielzahl chemischer Mittel sein? Gibt es keine natürlichen Verfahren?

Es gibt selbstverständlich einige pflanzliche Wirkstoffe, die dem Asthmatiker durchaus helfen können. Sie hatten früher einen hohen Stellenwert in der Asthmatherapie.

Wenn Sie Angst vor zuviel »Chemie im Körper« haben, dann haben Sie sich sicher die Frage gestellt, ob solche Substanzen nicht jetzt auch noch angewendet werden könnten. Es gibt sie ja teilweise noch im Handel.

Bedenken Sie aber bitte dabei: Pflanzliche Mittel müssen nicht automatisch unschädlich sein. (Wäre es so, gäbe es keine Giftpflanzen.) In pflanzlichen Wirkstoffen gegen Asthma befindet sich z. B. fast immer der Wirkstoff Ephedrin, der eine unnötige Wirkung auf das Herz hat, die Sie im Asthmaanfall gerade vermeiden sollten.

Andere natürliche Mittel zielen vorwiegend auf die Schleimlösung. Sie wissen selbst, daß dadurch Ihr Asthma nur wenig gebessert werden kann.

Denken Sie deshalb daran: Die rasche gezielte Wirkung moderner Medikamente können sogenannte natürliche Mittel nicht erreichen, wenn auch ihre Wirkung unbestritten ist. (Dasselbe gilt auch für die Akupunktur.) »Natürliche« oder »pflanzliche« Herstellungsweise ist keine Garantie für die Freiheit von schädlichen Nebenwirkungen und bedeutet eigentlich immer: langes Warten auf den Wirkungseintritt. Eine Heilung des Asthmas ist, wie durch die chemischen Mittel, *nicht* zu erreichen.

Besonders der Einsatz der Dosier-Aerosole läßt sich praktisch durch nichts ersetzen.

Übrigens sollten Sie nicht denken, daß die Anzahl der verwendeten Tabletten eines Präparats etwas mit dem Schweregrad Ihrer Krankheit zu tun hat. Die handelsüblichen Theophyllintabletten haben z. B. sehr unterschiedliche Wirkstoffmengen: Sie schwanken je nach Marke zwischen 150 mg und 350 mg Theophyllinderivat. Wer vier Tabletten mit jeweils 150 mg zu sich nimmt, hat noch immer nicht die Dosis erreicht, die jemand duch zwei Tabletten von 500 mg schluckt. Gerade wenn Asthmatiker unter sich sind, vergleichen sie oft ihre Krankheit nur anhand der zahlenmäßigen Menge ihrer Tabletten. Das ist Unsinn.

Doppelte Menge bedeutet bei Tabletten nicht doppelte Wirkung:

Gerade bei Theophyllinpräparaten erhöhen Sie durch zuviel Tabletten nur die Nebenwirkungen, aber kaum die Wirkung.

Machen Sie auch nicht den Fehler, die Milligrammangaben verschiedener Kortisonpräparate miteinander zu vergleichen. Diese Angaben müssen auf einen Grundwert bezogen werden, der nur sehr selten auf dem Beipackzettel steht. Kortisontabletten, die im ersten Moment sehr gut wirken und Ihnen sympathisch sind, weil nur eine ganz geringe Milligramm-Menge angegeben ist, können einen sehr hohen Vergleichswert haben und damit schon Nebenwirkungen provozieren, an die Sie spontan bei der scheinbar geringen Menge noch gar nicht denken. Fragen Sie jeweils Ihren Arzt nach dem »Prednison-Äquivalent«, aber nur wenn es Sie interessiert.

Auch in der Anzahl der Ihnen verordneten verschiedenen Medikamente brauchen Sie keinen Hinweis auf den Schweregrad Ihrer Krankheit sehen.

Ein schwerer Baum ist entweder durch einen großen Kran oder durch mehrere kleine zu heben. Ihre Krankheit kann unter Umständen besonders gut bekämpft werden, wenn verschiedene Medikamente mit verschiedenen Wirkungsansätzen in jeweils kleinen Mengen gemeinsam Atemnot verhindern. Die Nebenwirkungen bleiben dabei denkbar gering.

Anders gesagt: In einem unverantwortlichen Experiment könnte man jemandem versprechen, sein Asthma mit nur einer einzigen Tablette täglich zu bekämpfen – und ihm täglich 100 mg Kortison geben.

Das ist unsinnig, und Sie wollen sicher nicht vergleichbar behandelt werden.

Gerade der Wunsch der Patienten nach möglichst wenig Tabletten hat einige Arzneimittelhersteller dazu veranlaßt, Medikamente zu entwickeln, deren Wirkungen nur sehr schlecht zu überschauen sind: die sogenannten Kombipräparate. In diesen sind mehrere Wirkstoffanteile verschiedener Art in einer Tablette enthalten, z. B. ein Theophyllinanteil, ein anderes Bronchospasmolytikum, eventuell ein schleimlösendes Mittel oder ein Kortikoidpräparat.

Wenn Sie Ihre falschen Vorstellungen über die Gefährlichkeit mehrerer Tabletten nicht über Bord werfen können, dann nehmen Sie ruhig solche Kombipräparate. Machen Sie sich aber klar, was Sie dabei in Kauf nehmen:

- Die Substanzen in Kombipräparaten sind in einem festen Verhältnis zueinander zusammengestellt. Nehmen wir an, Ihre Atembeschwerden beruhen vorwiegend auf eine Verschleimung der Lungen: Dann kann es passieren, daß der schleimlösende Anteil des Medikaments viel zu niedrig ist, um irgendeine Wirkung zu erzielen. Gleichzeitig nehmen Sie krampflösende Substanzen zu sich, die Sie gar nicht brauchen. Vielleicht enthält Ihr Kombipräparat noch einen Kortikoidanteil, der bei Ihnen völlig überflüssig und daher schädlich ist.
- Wenn Sie neben einem Kombipräparat noch andere Medikamente anwenden, dann ist die Wirkungsweise praktisch nicht zu kontrollieren.

Der Arzt sollte Kombipräparate eigentlich nur dann verschreiben, wenn er die Erkenntnis gewonnen hat, daß der Patient mehrere Präparate auf einmal nicht richtig einnehmen würde. Leider glauben das viele Ärzte zu Recht von der Allgemeinheit der Patienten. Wenn Sie Ihren Arzt von Ihrer Zuverlässigkeit überzeugen konnten, dann bitten Sie ihn um die Verordnung einzelner Substanzen. Diese können viel gezielter und flexibler angewendet werden, und sie haben deshalb eine erheblich bessere Wirkung.

Wenn Sie außer Ihren Asthmamitteln noch andere Medikamente nehmen, dann sollten Sie dabei ganz besonders vorsichtig sein. Auch rezeptfreie Medikamente können durchaus gefährliche Wechselwirkungen mit Asthmamitteln haben. Besonders bei der Verwendung von Schmerzmitteln sollten Sie den Arzt grundsätzlich fragen. Aber auch Beruhigungsmittel sollten Sie auf keinen Fall nehmen, ohne daß der Arzt Ihnen das vorschlägt, schon gar nicht bei Atembeschwerden, denn manche Beruhigungsmittel schränken die Atemtätigkeit ein.

Ein letzter praktischer Tip: Wenn Sie über längere Zeit mehrere

Medikamente regelmäßig nehmen müssen, vergessen Sie die Einnahme manchmal oder nehmen versehentlich ein Medikament doppelt ein. Das passiert besonders dann, wenn der gewohnte Tagesablauf durchbrochen wird: auf Reisen, an Feiertagen, bei Besuchen.

Besorgen Sie sich deshalb in der Apotheke ein Kästchen, in dem Sie Ihren Tagesbedarf (geordnet nach morgens, mittags, abends, nachts) vorsortieren können, oder stellen Sie sich selbst so ein Kästchen her. So erleichtern Sie sich den Überblick über die richtige Einnahme, und Sie gefährden sich nicht durch zuviel oder zuwenig Medikamente.

Allergiediagnostik und Allergietherapie

Jedem, der längere Zeit Asthma hat, wird mit Sicherheit irgendwann einmal geraten, sich untersuchen zu lassen, ob eine Allergie die Ursache für sein Asthma ist.

Allergiediagnostik und Allergietherapie sollen deshalb hier ausführlicher dargestellt werden. Ob sie in der Behandlung des erwachsenen Asthmatikers tatsächlich eine so große Bedeutung haben, wie es Anfang der 80er Jahre schien, zweifeln immer mehr Fachleute an.

»Allergisch sein« – dieser Begriff ist seit langem mehr und mehr in den allgemeinen Sprachgebrauch übergegangen. »Seit dem Krach von neulich reagiere ich auf meinen Chef allergisch« – »Essen mit Knoblauch – dagegen bin ich allergisch« – »Ich bin kein Rheinländer, im Gegenteil, ich habe eine regelrechte Karnevalsallergie« – in solchen oder ähnlichen Wendungen bezeichnet der Begriff »Allergie« eine unbestimmte, ausgeprägte Abneigung gegen irgendeine Sache.

Im medizinischen Sinn ist eine Allergie aber eine *Überempfindlichkeit* gegenüber bestimmten Substanzen. Der Arzt spricht auch von einer überschießenden Reaktion.

Was ist darunter zu verstehen?

Jeder normale Mensch beginnt zu husten und schwer zu atmen, wenn man ihn übermäßig viel Staub einatmen läßt.

Eine allergische – überempfindliche, überschießende – Reaktion liegt vor, wenn der Husten und das schwere Atmen von ganz »normalem« Staub ausgelöst werden können, wie er sich in jeder Wohnung befindet. – Wer im Übermaß ißt oder eventuell verdorbene Nahrung zu sich nimmt, dem wird schlecht. Eine allergische – überempfindliche, überschießende – Reaktion liegt vor, wenn man schon auf normale Nahrungsbestandteile mit Übelkeit reagiert.

Grundsätzlich gilt:

Der Körper eines allergischen Menschen – eines Allergikers – reagiert auf eigentlich normale Umweltbedingungen so, als würde ihm Schaden zugefügt. Durch die überempfindliche, überschießende Reaktion wird der tatsächliche Schaden jedoch erst erzeugt.

Es gibt eine Vielzahl von verschiedenen Dingen, die eine Allergie auslösen können, und vermutlich werden es immer mehr. Die Neigung zu allergischen Reaktionen nimmt im großen und ganzen in der Bevölkerung zu. Alles, was eine Allergie auslösen kann, wird dabei Allergen genannt.

Wichtig ist es zu wissen:

Die Allergie ist eine eigenständige Krankheitsform. Die Neigung, allergisch zu reagieren, ist vererbbar. Sie kann aber auch erworben werden. Wenn jemand die Neigung geerbt hat, allergisch zu reagieren, dann ist damit aber nicht schon festgelegt,

a) ob es überhaupt jemals zu einer allergischen Reaktion kommt,
b) auf welche Dinge man allergisch reagieren wird,
c) welche Körperbereiche davon betroffen werden.

Die Neigung, allergisch zu reagieren, kann erst zur echten Krankheit werden, wenn man wiederholt mit den Dingen in Berührung gekommen ist, die eine Allergie auslösen können. Das Ausmaß und die Häufigkeit des Kontakts spielen eine entscheidende Rolle. Wer Glück hat, der verspürt seine allergische Neigung ein Leben lang nicht, weil er ganz einfach nicht oft und intensiv genug mit den Dingen zusammenkommt, die eine Allergie bei ihm auslösen können.

Je häufiger und je intensiver der Kontakt mit einem Allergen ist, um so wahrscheinlicher ist es aber auch, daß eine allergische Krankheit zum Ausbruch kommt.

Die Allergene sind meist sehr speziell: Man hat keine Getreidestauballergie, sondern eine Roggenpollenallergie, man reagiert nicht allgemein auf Schimmelpilze, sondern nur auf ganz bestimmte Sorten, man hat keine Allergie gegen Blütenstaub, sondern gegen die Pollen des Gänseblümchens. Wer in Europa an einer Allergie gegen eine bestimmte Pollenart leidet, der würde in der Regel nach einem Umzug in einen anderen Erdteil einige Jahre beschwerdefrei sein, denn dort hat er es mit anderen Blütenstäuben zu tun – die dann allerdings im Lauf der Zeit erneut allergische Erscheinungen hervorrufen können.

Wenn eine Allergieneigung vererbt worden ist, dann ist damit noch nicht festgelegt, welcher Körperbereich betroffen werden könnte: Es gibt Allergien der Haut, Allergien der oberen und der unteren Atemwege, Allergien des Magens und des Darms. Nach Ausbruch der allergischen Erkrankung können die betroffenen Bereiche manchmal wechseln. Ihr Asthma kann also durchaus mit der Hauterkrankung, dem Heuschnupfen oder den Verdauungsstörungen von näheren Verwandten in Zusammenhang stehen – die Grunderkrankung heißt dann: Allergie.

Wichtig für Sie ist zu wissen: Normalerweise treten Allergien im Lauf des Lebens recht früh auf. Bei Kindern sind reine Formen von allergischem Asthma noch sehr häufig, im frühen Erwachsenenalter ist das allergische Asthma sehr oft mit anderen Ursachen vermischt. Das neue Auftreten eines allergischen Asthmas nach dem 40. Lebensjahr ist extrem selten – wer diese Lebensgrenze überschritten hat, kann davon ausgehen, daß sein Asthma (zumindest unter anderem) nichtallergische Ursachen hat. Wenn Ihr Arzt deshalb einzig und allein auf die Bekämpfung der Allergie hinarbeitet, liegt er falsch – er tut etwas sehr Wichtiges, aber nicht alles gegen Ihr Asthma.

Drei verschiedene Arten von Allergenen werden unterschieden:

- Kontaktallergene – sie lösen die Allergie durch bloße Berührung aus;
- Nahrungsmittelallergene – sie lösen die Allergie aus, wenn sie durch die Nahrung in den Magen-Darm-Bereich gelangen;
- inhalative Allergene – »Einatmungsallergene« – sie lösen die Allergie aus, wenn sie eingeatmet werden.

Manche Asthmatiker bekommen auch nach der Einnahme bestimmter Medikamente Asthma, vor allem nach der Einnahme von Schmerzmitteln mit dem Wirkstoff Acetyl-Salizylsäure (Aspirin). Diese »Medikamentenallergie« ist im medizinischen Sinn keine allergische Reaktion.

Für das allergische Asthma spielen die Kontaktallergene keine Rolle. Die Anzahl möglicher Nahrungsmittelallergene ist dagegen erheblich: Asthma *kann* zum Beispiel entstehen durch Milch, Kuchen, Nudeln, Schokolade, Bonbons, Nüsse, Hefe, Speiseeis, Bier, Mayonnaise, Käse, Sellerie, Wein, Erbsen, Kohl, rohe Kartoffeln, Gewürze jeder Art, Tomaten, Erdbeeren, Äpfel, Pfirsiche, Zitronen, Zwiebeln, Fisch, Muscheln und andere mehr.

Hinter dieser Vielzahl von Auslösern stecken eigentlich immer wieder dieselben Allergene:

a) Schimmelpilze (die vielen Nahrungsmitteln bei der Herstellung und zur Haltbarkeitsverlängerung zugesetzt werden)
b) Milcheiweiß
c) Hühnereiweiß
d) Fischeiweiß
e) Gewürzstoffe

Mehr noch als die Nahrungsmittelallergene sind für das allergische Asthma die Einatmungsallergene (inhalative Allergene) wichtig. Hierzu zählen:

a) Hausstaub
b) die Ausscheidungen der Hausstaubmilbe
c) Schimmelpilze
d) Blütenstaub von windbestäubten Pflanzen.

Für den allergischen Asthmatiker ist es besonders schlimm, daß diese Einatmungsallergene praktisch nicht zu vermeiden sind.

Ziehen Sie aus der Fülle möglicher Allergene nicht den Schluß, daß Sie sich am besten vor einer Verschlimmerung des Asthmas schützen können, wenn Sie sich fortan nur noch in staubfreien Zimmern mit Klimaanlage aufhalten und sich diätetisch ernähren! Denn: Die für Sie wichtigen Auslöser Ihres Asthmas beschränken sich sicher auf einige wenige Dinge – und je älter Sie werden, desto unwahrscheinlicher ist es, daß die Allergie die Hauptrolle für das Auftreten von Asthma spielt.

Andererseits: Selbst wenn Sie es fast für ausgeschlossen halten – selbst dann kann eine Allergie vorliegen. Interessant ist in diesem Zusammenhang die Tatsache: Wenn ein Allergiker nur selten Kontakt mit dem Allergen hat, dann tritt die allergische Reaktion schnell und heftig ein. Wenn er aber dauernd Kontakt mit dem Allergen hat, dann schwächt sich die allergische Reaktion ab, ohne ganz zu verschwinden – die Allergie ist »maskiert«.

Weil es ganz unmöglich ist, die genauen Ursachen einer allergischen Erkrankung durch Beobachtung herauszufinden, sind Sie auf die ärztliche diagnostische Hilfestellung angewiesen.

Bei der Allergiediagnose macht sich der Arzt die Tatsache zunutze, daß die Haut als empfindlichstes Organ auf eine Allergie reagiert: Reibt man eine Substanz auf die Haut oder bringt man sie unter die Haut, dann reagiert derjenige, der gegen diese Substanz allergisch ist, mit einer deutlichen Rötung und Schwellung der Haut.

Eine einfache und oft angewendete Methode zur Feststellung, ob das vorliegende Asthma allergisch verursacht sein kann oder nicht, besteht deshalb darin, die in Frage kommenden Allergene auf die Haut des Patienten zu bringen und eine Reaktion abzuwarten.

Das geschieht auf verschiedene Weise: Entweder werden die Allergene eingeimpft (der Intrakutantest, der am zuverlässigsten ist, aber leider etwas schmerzhaft), die Substanzen können in die Haut eingeritzt werden (Pricktest, ebenfalls leicht schmerzhaft) oder die Substanz kann in die Haut eingerieben werden (als Diagnose recht unzuverlässig, aber schmerzfrei).

Wenn der Arzt aus Ihren Berichten schon ziemlich sicher schließen kann, welches Allergen als Asthmaauslöser in Frage kommt, dann wird er vielleicht den Hauttest nur mit dieser Substanz durchführen, um seine Vermutung zu bestätigen und um Ihnen den Beweis für seine Ansicht vor Augen zu führen: Es ist nämlich sehr eindrucksvoll, vor allem bei Tierhaaren, die allergische Reaktion auf der Haut zu beobachten – vor allem, wenn man vorher felsenfest davon überzeugt war, daß keine Allergie vorliegen kann! Wenn der Arzt im Zweifel ist, ob überhaupt eine Allergie vorliegt, oder wenn er sich über die auslösenden Substanzen keine Meinung aufgrund Ihrer Aussage bilden kann, dann testet er mit Mischungen: Er injiziert oder ritzt eine Gräserpollenmischung, eine Mischung von Baumpollen, Unkräuterpollen, Blumenpollen, Getreidepollen, Schimmelpilzen, Tierhaaren und Hausstaub in die Haut – also all jene Allergene, die als Einatmungsallergene für das Auftreten von Asthma verantwortlich sein können. (Der Nachweis von Nahrungsmittelallergenen ist über den Hauttest nicht möglich!) Kommt es bei einer oder mehreren dieser Mischungen zu allergischen Reaktionen der Haut, dann besteht die Möglichkeit, in einem weiteren Test die Mischung »aufzusplitten«, das heißt, jedes Teil der Mischung wird einzeln getestet. Tatsächlich sind die Allergien – vor allem wenn sie noch nicht lange bestehen – so speziell, daß der Betroffene meist nur von einer ganz bestimmten Substanz sein Asthma bekommt. – Leider ist es nicht erlaubt, aus einer Rötung und Schwellung der Haut sofort zu schließen, daß diese Substanz ursächlich für das Asthma verantwortlich ist. Es gibt – bei jedem Menschen unterschiedlich – eine Reihe von Substanzen, die im Hauttest zur Rötung führen, die aber nicht unbedingt Asthma erzeugen. Die Allergiediagnose ist deshalb nur dann nach dem Hauttest abgeschlossen, wenn sich aus der Vorgeschichte des Patienten klar und deutlich ergibt, daß es sich beim Asthmaauslöser nur um das gefundene Allergen handeln kann. Sonst gilt im allgemeinen:

Eine Hautreaktion auf eine Substanz ist nicht unbedingt ein Hinweis auf die allergische Ursache von Asthma. Zum Nachweis eines allergischen Asthmas gehört oft ein Provokationstest.

Wie wichtig auch bei scheinbar sicheren Zusammenhängen zwischen Vorgeschichte und Hauttest ein genauerer Nachweis ist, zeigt dies Beispiel (das die Erfahrung bei Reihenuntersuchungen widerspiegelt): Von neun Patienten, die angaben, daß Staub im Haus Asthmaanfälle auslöst, reagierten nur sechs im Hauttest mit deutlichen Rötungen. Bei dreien konnten die Angaben also schon als falsch zurückgewiesen werden.

Im Provokationstest kam es aber beim Einatmen von Hausstaub nur bei dreien zu meßbaren Bronchialkrämpfen!

Sechs von neun Patienten hatten sich also geirrt – und der Hauttest zeigte immerhin in drei von sechs Fällen ein Ergebnis, das auf die falsche Spur geführt hätte – ohne Provokationstest!

Wenn Sie und Ihr Arzt nach den Reaktionen im Hauttest auf einen Provokationstest verzichten, nehmen Sie in Kauf,

- daß Sie nach den Hauttestergebnissen eine jahrelange Hyposensibilisierungsbehandlung einleiten, die keinerlei diagnostische Grundlage hat,
- daß Sie mit dem vermeintlichen Ergebnis »allergisches Asthma« andere Ursachen aus dem Auge verlieren,
- daß die Hyposensibilisierung als Breitbandbehandlung durchgeführt wird und den eigentlichen Auslöser des Asthmas gar nicht gezielt und erfolgversprechend angeht,
- daß Sie versuchen, in Zukunft den Kontakt mit Substanzen zu

vermeiden, mit denen Sie in Wirklichkeit ohne weiteres in Berührung kommen könnten.

Seit einiger Zeit gibt es noch eine weitere Methode der Allergenbestimmung: Hier wird das Blut des Patienten untersucht (der sogenannte Radio-Allergen-Sorbent-Test, abgekürzt: RAST).

Eine Untersuchung mit dem RAST erfaßt leider nicht ganz so viele Allergene wie die Hautuntersuchung. Die Aussagekräftigkeit der RAST-Ergebnisse können die Sicherheit, die sich aus den Untersuchungen mit Hauttests und Provokationstests ergeben, nicht erreichen.

Den Erwartungen der meisten Patienten entsprechend, vom Arzt ohne viel eigenes Zutun geheilt zu werden, schließt sich in der ambulanten ärztlichen Praxis an die Allergiediagnose oft unmittelbar die Einleitung der Hyposensibilisierungsbehandlung an – dies ist der Versuch, den Patienten durch Impfungen gegen die allergischen Auslöser seines Asthmas immun zu machen.

Recht selten macht der Arzt dem Patienten dabei klar, wie groß – bzw. klein – die Erfolgschancen sind.

Dies ist für Sie wichtig:

Die Voraussetzung für eine sinnvolle Hyposensibilisierung ist die exakte Diagnose – einschließlich Provokationstest. Ein Arzt, der mit weniger als zehn Substanzen einen Hauttest durchführt und dann noch ohne Provokationstest die Hyposensibilisierungsbehandlung anfängt, handelt unverantwortlich.

Die Hyposensibilisierung ist um so erfolgreicher, je genauer sie auf das auslösende Allergen zielt. Dies gilt insbesondere für Schimmelpilze. Je kürzer die Allergie besteht und je weniger auslösende Allergene vorhanden sind, desto größer ist die Erfolgschance. Wenn Sie Ihr Asthma schon mehr als fünf Jahre haben und wenn Sie über dem 40. Lebensjahr sind, dann sinken die Erfolgschancen einer Hyposensibilisierungsbehandlung rapide ab, und seriöse Allergologen führen sie nicht mehr durch. – Bei günstigen Bedingungen (kein hohes Lebensalter, erst kurzzeitiges Bestehen der

Allergie, wenig unterschiedliche Auslöser) kann eine Hyposensibilisierung gegen eine Pollenallergie in etwa 80 Prozent der Fälle erfolgreich sein. Die Hyposensibilisierung gegen Schimmelpilze ist weniger erfolgreich. Die Hyposensibilisierung gegen Hausstaub scheint, nach den bisherigen medizinischen Forschungen, wenig sinnvoll zu sein. Die Hyposensibilisierung gegen Tierhaarallergien ist oft gefährlich: Die allergischen Reaktionen laufen sehr schnell und sehr intensiv ab, und es ist im vorhinein schwer zu bestimmen, wann eine gefährliche Grenze erreicht ist.

Die Hyposensibilisierungsbehandlung wird in aller Regel mit Spritzen durchgeführt. Der zeitliche Abstand zwischen den einzelnen Spritzen ist, je nach Allergenart und Hersteller, unterschiedlich. Bei Pollenallergikern setzen manche Ärzte die Behandlung während der Pollensaison aus, andere Ärzte wiederum setzen die Behandlung – mit niedrigen Allergenlösungsmengen – fort. Alle haben für ihr Vorgehen gute Gründe. – Nach der Injektion kommt es an der Einstichstelle möglicherweise zu Rötungen und Schwellungen. Das sind – wenn sie im Laufe des Tages abklingen – normale Reaktionen; Schmerzen, Unbeweglichkeit des Arms u.ä. sind Zeichen für übertriebene, unnormale und schädliche Reaktionen. Sie sollten den Arzt unbedingt darauf aufmerksam machen, damit er eine niedrigere Dosierung wählen kann.

Ohnehin wird der verantwortungsvolle Arzt nach jeder Hyposensibilisierungsspritze darauf bestehen, daß Sie noch eine halbe Stunde in der Praxis bleiben. Dies ist die Zeit, in der es – im allerschlimmsten Fall – zu einem sogenannten »allergischen Schock« kommen kann. Sie würden dann sofort ärztliche Hilfe brauchen, sonst wären Sie in Lebensgefahr. Halten Sie die Wartezeit deshalb genau ein! Wenn Ihr Arzt nicht darauf hinweist, tun Sie es! Wenn Sie einmal eine Spritze gut vertragen haben, können Sie nicht zwangsläufig daraus schließen, daß das auch beim nächsten Mal der Fall ist.

Eine Hyposenibilisierung wird so lange durchgeführt, bis Erfolg oder Mißerfolg feststehen:

Wenn es nach drei Jahren noch zu keiner merkbaren Besserung gekommen ist, dann kann man davon ausgehen, daß die Behandlung nicht erfolgreich ist – sie kann abgebrochen werden.

Wenn es zu einer spürbaren Besserung oder gar zu einem völligen Verschwinden der Erscheinungen kommt, wird die Behandlung noch zwei Jahre über diesen Zeitraum hinaus fortgeführt. Eine Auffrischung in einigen Jahren kann danach manchmal nötig sein.

Manchmal ist es völlig klar, daß ein bestimmtes Nahrungsmittel schuld an den Asthmaanfällen ist: Kurz nach der Nahrungsaufnahme kommt es zu – oft massiven – Beschwerden, und grundsätzlich treten keine Beschwerden auf, wenn das betreffende Nahrungsmittel gemieden wird.

Leider ist der Zusammenhang oft nicht so klar und deutlich, vor allem dann, wenn die allergische Reaktion erst nach einigen Stunden auftritt. Eine solche Reaktion kann auch einige Zeit anhalten, und selbst Nahrungsmittel, die nicht ständig gegessen werden, können zu Beschwerden führen, die immer zu beobachten sind.

Die in Frage kommenden Nahrungsmittelallergene sind so vielfältig, daß es praktisch nur bei einer genau kontrollierten Suchdiät in einer Klinik möglich ist, sie herauszufinden.

Dabei wird normalerweise zuerst einige Tage praktisch allergenfreie Kost gegeben; danach wird die Kost ergänzt durch Nahrungsmittel, in denen eventuell auslösende Allergene vorkommen.

Über die einzelnen Bestandteile der Nahrungsmittel haben Sie normalerweise keinen Überblick. Deshalb ist es grundsätzlich sinnlos, zu versuchen, selbst durch eine Probediät herauszufinden, welche Nahrungsmittel bei Ihnen vielleicht Asthma auslösen könnten. Auch wenn Sie tatsächlich herausfinden sollten, daß Sie immer dann Asthma bekommen, wenn Sie etwas gegessen haben, was mit Fleischbrühwürfeln angefertigt wurde – wüßten Sie sofort, daß dafür vermutlich Schimmelpilze verantwortlich sind?

Wüßten Sie, wo diese Schimmelpilze außerdem noch in der Nahrung vorkommen? Könnten Sie sicher ausschließen, daß keine anderen Auslöser vorliegen?

Seien Sie sich sicher: Sie stehen vor einer unmöglichen Aufgabe, wenn Sie Nahrungsmittelallergene herausfinden wollen – das kann nur in einem Krankenhaus geschehen, das sich auf diese Aufgaben spezialisiert hat.

Falls bei Ihnen eine Nahrungsmittelallergie entdeckt worden sein sollte, müssen Sie versuchen, diese allergischen Auslöser bei der Ernährung zu vermeiden. Meist werden Ihnen dabei Diätpläne, die Sie vom Krankenhaus erhalten, helfen können.

Leider werden Sie in dem Moment ziemlich allein gelassen, wo der eigentliche Auslöser für das Asthma in den Schimmelpilzen liegt, denn die sind heutzutage in vielen Nahrungsmitteln enthalten: Im Zuge moderner Lebensmittelchemie werden immer mehr Nahrungsmittel nämlich durch aus Schimmelpilzen gewonnene Fermente bearbeitet und haltbar gemacht (Fruchtsäfte, Backwaren, Fleisch, Gemüsekonserven, Fertiggerichte . . .). Eine Deklarationspflicht für Nahrungsmittelinhaltsstoffe, die diese Fermente erfaßt, besteht zur Zeit noch nicht.

Vielleicht hören Sie ab und zu – eventuell auch vom Arzt – einmal die Meinung, daß Nahrungsmittelallergien im Lauf der Jahre wieder verschwinden und daß Sie nach einigen Jahren wieder vorsichtig in kleinen Mengen anfangen können, die »verbotenen Speisen« zu sich zu nehmen.

Achtung! Dies gilt nicht für Erwachsene! Gefährden Sie sich nicht durch Experimente! Nach langer Zeit ohne den Kontakt zu einem bestimmten Allergen kann die Reaktion schnell, umfangreich und gefährlich sein. Aus allem, was man heutzutage über die allergischen Auslöser von Asthma weiß, ergibt sich für Sie als erwachsenen Asthmatiker diese Konsequenz:

Nach gründlicher Diagnose ist eine Hyposensibilisierung einen Versuch wert – aber die Erfolgschancen werden mit zunehmender Krankheitsdauer und mit steigendem Lebensalter denkbar gering.

Um trotzdem weitgehend beschwerdefrei leben zu können, bleiben Ihnen zwei Alternativen, die Sie konsequent ausnutzen sollten:

- die natürliche, medikamentenfreie Methode: Vermeiden aller allergischen Auslöser, wo es nur irgend geht *und sinnvoll ist.*
- die angemessene Behandlung mit Medikamenten, wo das Vermeiden von Allergenen nicht möglich ist *oder nur mit einem sinnlosen, unangemessenen und seelisch belastenden Aufwand geschehen kann.*

Von den allergischen Auslösern aus der Gruppe der Einatmungsallergene sind die Tierhaare am leichtesten zu vermeiden. Der Begriff »Haare« ist dabei nicht völlig exakt: Die Allergie besteht – meist spezialisiert auf eine einzige Tierart – gegen Haarteilchen, aber auch gegen Schuppen, Speichel, Kot und Urin des Tieres. Vermeiden Sie also den Tierkontakt. Falls Sie deshalb ein Haustier abschaffen müssen, sollten Sie danach eine sehr gründliche Reinigung der gesamten Wohnung vornehmen lassen: Haare, Schuppen, Speichel, Kot- und Urinspuren des Tieres finden sich noch in Teppichböden, Polstermöbeln, Gardinen, in der gesamten Kleidung, im Hausstaub – und weil alles Asthma auslöst, könnten Sie zur falschen Meinung veranlaßt werden, das Abschaffen des Tieres wäre keine wirksame Maßnahme gewesen.

Bei der »Hausstauballergie« sollten Sie Ihren Arzt um genaue Unterscheidung bitten: Besteht eine Allergie gegen Hausstaub (die hat angeblich mittlerweile fast jeder zweite Asthmapatient im Hauttest), oder besteht eine Allergie gegen die Hausstaubmilbe?

Gegen Hausstaub sind Sie größtenteils machtlos – Sie können den ganzen Tag putzen, wischen, desinfizieren, lüften, saugen und klopfen – immer noch ist in der Atemluft ein genügend hoher Anteil, der dem hausstauballergischen Asthmatiker Schaden zufügen kann. Vernünftigerweise müßten Sie grundsätzlich alle Heimtextilien aus der Wohnung verbannen (Vorhänge, Teppichböden, Polstermöbel, Betten usw.).

Bei einer durch Provokationstest nachgewiesenen Hausstauballergie sollten Sie sich auf folgende Maßnahmen beschränken:

- Halten Sie den Raum, in dem Sie sich den größten Teil des Tages aufhalten, möglichst hausstaubfrei: das Schlafzimmer.
- Lassen Sie die Putzarbeiten, die Staub aufwirbeln können, möglichst von jemand anderem durchführen. Staubwischen sollte mit feuchtem Lappen geschehen.
- Halten Sie sich möglichst, während geputzt wird und danach etwa zwei Stunden, nicht in der Wohnung auf.

Fangen Sie aber grundsätzlich keinen verzweifelten, aussichtslosen Kampf gegen Hausstaub an! Beschränken Sie sich – über diese Tips hinaus – mit der normalen Sauberkeit.

Im Gegensatz zum Hausstaubkontakt können Sie den Kontakt mit der Hausstaubmilbe durch einige (manchmal etwas aufwendige) Maßnahmen auf ein recht geringes Maß reduzieren:

Hausstaubmilben findet man überall dort, wo es warm und feucht ist – vorzugsweise in beschlafenen Betten. Die Hausstaubmilbe ernährt sich, wie ihr Name sagt, vorzugsweise von Staub, aber auch von menschlichen Hautschuppen und ähnlichem. Sie ist auch in Polstermöbeln zu finden. Die Hausstaubmilbe kommt bei Ihnen kaum noch vor, wenn Sie ihr die Lebensgrundlage entziehen: Dazu kann es gehören, die Luft in Ihren Räumen möglichst trocken zu halten (das ist aber aus anderen Gründen für Sie nicht sehr günstig).

Bekämpfen Sie die Milbe also am besten dort, wo sie den meisten Schaden anrichtet: im Schlafzimmer, im Bett.

Für Sie (und leider auch ihren Partner) bedeutet das: Am besten schlafen Sie auf einer Schaumstoffmatratze, die mit Plastik überzogen ist, in einem Synthetikschlafsack auf einem unbezogenen Synthetikkissen. (Ich habe mir sagen lassen, daß man sich daran doch recht schnell gewöhnt, weil die scheinbare Ungemütlichkeit mehr als aufgewogen wird durch beschwerdefreie Nächte.)

Wenn Sie etwas Zusätzliches tun wollen: Entfernen Sie Teppichböden aus dem Schlafzimmer, richten Sie den Kleiderschrank in einem anderen Raum ein, und kleiden Sie sich morgens und abends möglichst *vor* der Schlafraumtür um. So sorgen Sie dafür, daß möglichst wenig Hausstaub und damit möglichst wenig Nahrung für die Milbe im Zimmer ist.

Außerdem sollten Sie nicht mit der sehr großen Hautfeuchtigkeit nach Dusche oder Bad direkt ins Bett steigen.

Tägliches Waschen, Bezugwechseln und ähnliches ist bei der Bettenpflege unnütz und überflüssig.

Schimmelpilze können, ähnlich wie Hausstaub, praktisch überall vorkommen. Der Versuch, Schimmelpilzkontakt vollständig zu vermeiden, ist zwecklos.

Wenn bei Ihnen eine Schimmelpilzallergie als ursächlich für das Asthma verantwortlich nachgewiesen wurde, dann sollten Sie Ihren Arzt genau darüber befragen, um welchen Schimmelpilz es sich handelt und wo er normalerweise vorkommt.

Wenn er das auch nicht weiß, dann bleibt Ihnen nichts anderes übrig, als auf gut Glück in Ihrer Wohnung nach Schimmelpilzbrutstätten zu suchen. Wahrscheinlich werden Sie besonders schnell fündig in den Kellerräumen, im Bad und auf der Toilette, überall dort, wo es feucht ist, hinter Holzpaneelwänden und in Klimaanlagen.

Überall dort, wo Sie sichtbare Schimmelpilzbildungen in Ihrer Wohnung finden, sollten Sie sie entfernen. Vielleicht fragen Sie im Baustoffhandel oder in der Drogerie danach, ob man Ihnen ein Mittel zur Schimmelpilzbekämpfung empfehlen kann. (Diese Mittel sind zur Zeit in Entwicklung und schon teilweise auf dem Markt. Ob sie so wirksam sind, wie sie versprechen, müssen Sie selbst entscheiden.)

Konsequenterweise sollten Sie auch alle Zimmerpflanzen abschaffen.

Wenn bei Ihnen eine Pollenallergie festgestellt wurde, dann wissen Sie zumindest: Sie haben damit nur zu ganz bestimmten

Zeiten des Jahres zu tun. (Wenn es auch zu anderen Jahreszeiten zu Asthma kommt, dann liegen noch andere Allergien oder andere Asthmaformen vor.)

Erkundigen Sie sich zuerst ganz genau, gegen welche Pollen Sie allergisch sind! Fragen Sie Ihren Arzt danach, ob er weiß, wann mit dem Erscheinen dieser Pollenart zu rechnen ist. Einen groben Anhaltspunkt geben Ihnen Pollenflugkalender (beim Allergiker- und Asthmatikerbund erhältlich, vgl. Seite 22). Jahreszeitliche Verschiebungen sind allerdings möglich.

In einigen Bundesländern gibt es, telefonisch und im Rundfunk, seit einigen Jahren Pollenwarndienste. Ihre Nützlichkeit ist sehr umstritten: Wenn Sie morgens um 7.00 Uhr im Sommer eine Warnung vor Gräserpollenflug hören, kann es sein, daß Sie durch das offene Schlafzimmerfenster schon einen erheblichen Teil davon eingeatmet haben. Meist kommt es – besonders bei gutem Wetter – morgens und abends zu den Höchstkonzentrationen von Pollen in der Luft. Bei Regenwetter gibt es dagegen keinen Pollenflug!

Das Vermeiden von Pollen ist kaum möglich. Sie können davon ausgehen, daß Pollen Hunderte Kilometer weit fliegen können (und bei entsprechenden Winden gelangen auch nach Helgoland Gräserpollen vom Festland in einer Menge, die geeignet ist, asthmatische Reaktionen auszulösen). – Während einer laufenden Hyposensibilisierungsbehandlung und dann, wenn sie auch nach Jahren keinen Erfolg bringt, bleibt Ihnen für ein weitgehend beschwerdefreies Leben die Bekämpfung Ihrer Beschwerden mit den vorhin beschriebenen hochwirksamen Medikamenten.

Zusammenfassung des ersten Kapitels

Asthma ist eine chronische, unheilbare Krankheit. Durch die richtige Behandlung kann den allermeisten Asthmatikern zur weitgehenden Beschwerdefreiheit verholfen werden.

Der Arzt ist Ihr Helfer in allen Fragen der medizinischen Behandlung Ihres Asthmas.

Diese Aufgabe kann er in einem vertrauensvollen und partnerschaftlichen Arzt-Patient-Verhältnis am besten lösen.

Durch Ihr eigenes Verhalten können Sie Ihr Verhältnis zum Arzt positiv gestalten.

Ihre aktive Mitarbeit bei Ihrer Behandlung sichert die Therapieerfolge, hilft Fehler vermeiden und macht Sie im Umgang mit Ihrer Krankheit sicherer und selbständiger.

Ihre Unsicherheit darüber, ob Sie richtig behandelt werden, können Sie nur verlieren, wenn Sie sich selbst über Ihr Asthma und die Behandlung informieren.

Von Ihren Medikamenten sollten Sie vor allem wissen, wann die Wirkung eintritt, wie lange sie dauert und welches die Höchst- und die Mindestmenge der Tagesdosis ist.

Streben Sie einen möglichst selbständigen Gebrauch der Tabletten an, aber vermeiden Sie Mißbrauch durch Überdosierung.

Die Verwendung von Kortison sollten Sie weder über- noch unterbewerten: Sie gehen ein kalkuliertes Risiko ein, über dessen Ausmaß Sie der Arzt immer informieren muß. Glauben Sie ihm aber grundsätzlich, wenn er sagt, daß eine Schädigung nicht zu erwarten ist. Vor allem die Verwendung kortikoidhaltiger Dosier-Aeorsole ist selbst bei leichten Asthmaformen schon sinnvoll, hocheffektiv und frei von dauerhaft schädigenden Nebenwirkungungen. – Art und Anzahl der Tabletten und Aerosole, die Ihnen verordnet werden, können in keinem Fall Hinweise auf die Schwere der Erkrankung geben.

Das allergische Asthma spielt bei Erwachsenen oft eine geringere Rolle als angenommen.

Vor einem Behandlungsversuch sollten die realistischen Chancen abgeklärt werden.

Eine Hyposensibilisierungsbehandlung sollte bei offenkundiger Erfolglosigkeit nach Absprache mit dem Arzt abgebrochen werden.

2. Was dürfen Sie tun – was müssen Sie lassen?

Sie haben sich sicher oft schon die Frage gestellt, welche Lebensweise über die Einnahme von Medikamenten hinaus zu Ihrer Gesundung beitragen könnte und was Sie vermeiden müssen, damit Sie sich nicht schaden.

Weil Asthma so vielgestaltig ist, können Sie sich diese Fragen nur selbst richtig beantworten. Sie müssen dabei die Art Ihrer Beschwerden, Ort und Zeitpunkt des Auftretens und die Häufigkeit Ihrer Anfälle berücksichtigen. Auch die Diagnose über die Ursache Ihres Asthmas kann eine wichtige Rolle spielen, wenn Sie Überlegungen zu einer angemessenen Lebensweise anstellen.

Zwei medizinische Tatsachen, die vielen nicht bekannt sind, sollen hier die Grundvoraussetzungen für die Betrachtung einer sinnvollen Lebensweise mit Asthma sein.

1. *Die Lunge ist nicht trainierbar, was das Asthma betrifft. Selbst bei einem großen Lungenvolumen kommt es genausooft zu Anfällen, und die Anfälle sind genauso schlimm. Das Durchstehen von Beschwerden macht Sie dann nicht widerstandsfähiger.*
2. *Schutz, Schonung und Vorsicht in gesunden Zeiten können in keiner Weise dazu beitragen, daß die Atembeschwerden nicht mehr oder nicht so stark auftreten.*

Wünschenswert wäre es natürlich, wenn es für eine gesunde Lebensweise klare, sichere Tips geben könnte. Dieser Wunsch führt oft bei den Patienten zu Radikallösungen, wenn man versucht, durch einen Umzug, einen Berufswechsel oder einen Klimawechsel dem Asthmaleiden ein Ende zu bereiten, ohne daß für solche Entschlüsse die diagnostischen Grundlagen gegeben sind.

Was das Leben mit Asthma aber so schwierig macht, ist besonders die Tatsache, daß es eben keine klaren Leitlinien für das Verhalten gibt, sondern daß Sie Ihr Verhalten in gesunden und kranken Zeiten völlig anders ausrichten müssen. Für jede Situation müssen Sie eigentlich zwei Verhaltensmöglichkeiten zur Verfügung haben. Oft müssen Sie zwischen den Verhaltensbereichen »gesund« und »krank« sehr schnell hin- und herwechseln.

Es legt einem selbst aber natürlich viel näher, sich zu allen Zeiten ähnlich zu verhalten. Beim Asthma gibt es da zwei Möglichkeiten. Beide sind falsch:

1. Der Asthmatiker fühlt sich auch leidend, wenn er in gesunden Phasen ist. Dann beachtet er bis ins kleinste seine körperlichen Prozesse. Er kontrolliert die äußeren Bedingungen sehr genau, die eventuell einmal zu Asthma geführt haben könnten. Durch lauter Konzentration auf sein Asthma und durch Erwartungsangst und Spannung provoziert er immer neue Beschwerden.
2. Die andere Reaktionsweise ist die, sich auch bei Atemnot zu einem »normal gesunden« Verhalten zu zwingen, bis es dann irgendwann einmal nicht mehr geht. Ständiges Scheitern und das Nichtbeachten richtigen Verhaltens bei Atembeschwerden führen auch hierbei immer wieder zu neuen schweren Anfällen.

Dieses Kapitel will Ihnen Anregungen für eigene Überlegungen zu einer angemessenen Lebensweise bei Asthma geben. Für diejenigen, bei denen eine Allergie einzige oder wesentliche Ursache für das Asthma ist, gibt der erste Abschnitt gesonderte Ratschläge, die für alle anderen Asthmaformen nicht übertragbar sind.

Zur Frage »Klimawechsel – ist er wirklich nötig?« erhalten Sie im zweiten Abschnitt Informationen.

Danach werden Sie angeregt, sich für die Lebensbereiche Beruf und Privatleben die Gedanken zu machen, die zu einer Ihnen angemessenen Lebensweise führen: Das bedeutet, daß Sie Ihre körperlichen und seelischen Möglichkeiten voll ausnutzen und damit Ihr Asthma möglichst günstig beeinflussen sollten.

Lesen Sie dabei sehr gründlich, denn nicht alles wird für Sie zutreffen, und vielleicht ist eine nebensächliche Bemerkung für Sie besonders wichtig.

Lebensweise bei allergischem Asthma.
Vorsicht ja – aber nicht zu viel!

Wenn es für Ihr Asthma nachweisbar allergische Auslöser gibt, dann haben Sie eine echte Chance, Ihr Leben lang völlig beschwerdefrei sein zu können.

Dazu verhilft Ihnen eventuell eine langdauernde ärztliche Behandlung, um eine Immunisierung gegen Ihre Asthmaauslöser (Hyposensibilisierung oder manchmal auch Desensibilisierung genannt) hervorzurufen. Dabei wird Ihnen in regelmäßigen Abständen vom Arzt in den Arm unter die Haut ein Präparat gespritzt, in dem Teile jener Substanz sind, gegen die Sie allergisch sind. Ihr Körper gewöhnt sich auf diese Weise langsam daran, mit den Allergenen (den Asthmaauslösern) allein fertig zu werden, und die Menge der Allergene, die Ihnen gespritzt werden kann, kann im Lauf der Zeit erhöht werden, bis Sie praktisch immun sind.

Diese Behandlungsmöglichkeit des allergischen Asthmas hat vor allem bei Kindern große Erfolgsmöglichkeiten.

Bei erwachsenen Asthmatikern ist eine Hyposensibilisierung um so erfolgreicher:

- je jünger Sie sind;
- je weniger Stoffe Ihr Asthma auslösen;
- je kürzer Sie Ihr Asthma haben

Lassen Sie sich vom Arzt genau über die Erfolgswahrscheinlichkeit informieren, damit Sie sich keine falschen Hoffnungen machen! (Die Erfolgsquote liegt auf jeden Fall unter 80 %.)

Als allergischer Asthmatiker bekommen Sie natürlich kein Asthma, wenn Sie mit dem allergischen Auslöser nicht in Berührung kommen. Je weniger verschiedene Allergene Ihr Asthma hervorrufen und je genauer man deren Einfluß auf Ihr Asthma bestimmen kann, desto besser können Sie den Allergenkontakt und damit Ihr Asthma vermeiden:

- Katzenhaarallergiker müssen ihr Haustier abschaffen und dürfen eventuell keine Räume betreten, in denen sich Katzen aufhalten oder aufgehalten haben.
- Wenn Sie nach dem Genuß von Erdbeeren regelmäßig Asthma bekommen, dürfen Sie keine mehr essen.
- Wenn ein spezieller Baum, der in Ihrem Garten steht, nachweislich für Ihr Asthma verantwortlich ist, muß er möglichst weg, und Sie müssen Gegenden meiden, wo genau diese Bäume blühen.

Viele Entscheidungen, vor die allergische Asthmatiker gestellt werden, sind hart und folgenschwer. Sie können die gesamte berufliche und private Existenz berühren.

Bestehen Sie deshalb unbedingt darauf, daß ein eindeutiger Nachweis über die allergische Ursache Ihres Asthmas geführt wird!

Ein Hauttest mit nur wenigen Substanzen ist sinnlos. Eine Reaktion im Hauttest ist auch dann, wenn mit einer Vielzahl von Substanzen getestet wurde, kein Beweis für die allergische Ursache Ihres Asthmas! Sie sollten sich außerdem an einer Klinik mit der entsprechenden Ausrüstung einem Provokationstest unterziehen. Nur wenn nach Einatmen des Allergens Bronchialkrämpfe deutlich meßbar sind, ist der Nachweis für einen ursächlichen Zusammenhang erbracht.

Vor diesem Test brauchen Sie keine Angst zu haben. Die Meßinstrumente sind heutzutage so empfindlich, daß der Test beim Auftreten recht leichter Atembeschwerden schon abgebrochen werden kann, so daß Sie sich sofort hinterher mit einem Dosier-Aerosol helfen können.

Ihrer Gesundheit zuliebe *müssen* Sie bei einem deutlichen Nachweis den Kontakt zum Allergen, das Asthma auslöst, aufgeben. Manchmal ist dies nicht möglich: Selbständige Landwirte, Tierhändler und Leute, die in ähnlichen Berufen mit berufsbezogenen Allergien selbständig arbeiten, könnten in Abwägung gesundheitlicher und existentieller Interessen eine Medikamentenbehandlung vorziehen.

Verfallen Sie nicht – wie sehr viele Allergiker – in den Fehler, sich einer Vielzahl unnötiger Einschränkungen zu unterwerfen:

- Geben Sie ein sehr geliebtes Haustier probeweise erst einmal ein paar Wochen weg, wenn Sie angeblich dagegen allergisch sind. Reinigen Sie dann gründlichst die Wohnung, oder halten Sie sich – noch besser – eine längere Zeit woanders auf. Wenn Sie keine sehr deutliche Besserung Ihrer Beschwerden spüren, ist Ihr Tier trotz aller Vermutungen nicht die Ursache Ihres Asthmas, und Sie können es wieder zu sich nehmen.
  Merken Sie aber eine deutliche Besserung, dann verzichten Sie auf das Haustier! Sie können dann natürlich aber mit anderen Tieren ohne Schaden in Kontakt kommen. Nur in seltenen Fällen kommt es zu einer weiteren Allergisierung. Meiden Sie auch keinesfalls alle Orte, wo Sie jetzt entsprechende Tiere wissen oder vermuten! Testen Sie lieber ohne Angst aus, was bei einem Kontakt passiert (z. B. in einer Wohnung von Freunden, die ein ähnliches Haustier haben), und richten Sie sich dann nach Ihren eigenen Erfahrungen.
- Sollten Sie gegen die Pollen eines bestimmten Baumes allergisch sein, dann ist es unsinnig, wenn Sie von nun an zu jeder Zeit alle Wälder meiden.

Manche Allergien können selbst von Ärzten nur sehr ungenau eingegrenzt werden. Die allergischen Auslöser befinden sich praktisch überall, und es gibt kaum eine Möglichkeit, ihnen zu entgehen: Dazu gehören vor allem Hausstaub, Gräserpollen und Schimmelpilze. Machen Sie sich während einer laufenden Hyposensibilisierung oder dann, wenn diese keinen Erfolg gebracht hat und Sie mit Ihrer Allergie leben müssen, nicht selbst verrückt! Entscheiden Sie sich für eine gezielte medikamentöse Behandlung, anstatt z. B. sich den ganzen Sommer über einzuschließen und nicht nach draußen zu trauen, nur noch an einen Urlaubsort zu fahren, in einen Putzzwang zu verfallen, keinen Schimmelkäse und keinen Wein mehr zu kaufen, keine Blumen zu pflegen oder unter enormen Kosten mit zweifelhaftem Erfolg die gesamte Inneneinrichtung und die Gartenanlage zu ändern.

Das Ausmaß, in dem Sie sich in solchen Fällen in Ihren Lebensmöglichkeiten einschränken, steht in gar keinem Verhältnis zu den positiven Auswirkungen auf Ihre Beschwerden. Sie werden durch das ständige Beachten der Vielzahl von Allergiemöglichkeiten nur überängstlich. Besonders als Pollenallergiker oder mit einer Allergie gegen Schimmelpilze oder Hausstaub kann Ihnen durch gezielte Medikamente geholfen werden. Nehmen Sie diese Behandlung, die manchmal nur gewisse Monate im Jahr nötig ist, in Kauf, und genießen Sie das Gefühl, trotz einer latenten Krankheit dank der Hilfen, die die Medizin heute bietet, ein völlig normales Leben zu führen.

Kann ein Klimawechsel Heilung bringen?

Es ist eine weitverbreitete und scheinbar logische Vorstellung, daß man für Krankheiten immer diejenigen Elemente verantwortlich macht, die mit dem erkrankten Organ unmittelbar zu tun haben: Vom vielen Lesen bekommt man schlechte Augen, Kopfschmerzen kommen vom angestrengten Denken, Herzschmerzen sind Ausdruck von Kummer, Magenschmerzen und Verdauungsstörungen sind die Folge schlechter Nahrung – das sind nur einige dieser landläufigen Vorstellungen. Viele dieser Erklärungen haben einen wahren Kern, sie lenken aber genausooft von den wahren Ursachen ab: einer vererbten Kurzsichtigkeit, Alkoholmißbrauch, organischen Veränderungen u. ä.

Genauso ist es mit der Überlegung: Asthma entsteht durch die Luft, die wir einatmen. Das ist richtig – aber es gilt eigentlich nur für den allergischen Asthmatiker, der mit der Luft auch die Auslöser seines Asthmas einatmet.

Luftdruck, Luftfeuchtigkeit, Temperatur – diese Klimaelemente sind für Ihr Asthma kaum ausschlaggebend.*

In allen Gebieten von Deutschland, auch in den Bereichen, die als Heilklima gelten, gibt es Asthmatiker. In fast jeder Gegend trifft man auch auf die Behauptung von Asthmatikern, dies Klima sei besonders ungünstig für sie.

Was ist also dran an der Meinung, daß es günstige und ungünstige Klimalagen für Asthmatiker gibt?

Zwei Ursachen gibt es für die Behauptung:

1. Zu einer Zeit, als wenig über die allergische Ursache von Asthma bekannt war, machte man die Beobachtung, daß sich Asthma oft an der See und im Hochgebirge schlagartig bessert. Heute weiß man, daß in diesen Bereichen oft die Luft fast frei von Allergenen wie Pollen und Schimmelpilzen ist und Personen mit entsprechenden Asthmaformen dort weitgehend beschwerdefrei sind.
   Die frühere Vorstellung, daß See- und Hochgebirgsluft die Lungen kräftigt und Asthma dauerhaft durch Kuren zu heilen ist, finden Sie heute nur noch in Werbeprospekten der Kurorte – ein Arzt wird diese Behauptung kaum noch ernsthaft vertreten können.
2. Vielleicht haben auch Sie, wie viele Asthmatiker, die Beobachtung gemacht, daß es Ihnen an bestimmten (Kur-)Orten deutlich bessergeht.
   Dafür gibt es aber viele Gründe, die nicht mit dem Klima zusammenhängen: Falls Sie beim Ortswechsel auch eine Kur machen, dann befinden Sie sich während dieser Zeit unter optimaler medizinischer Betreuung, und Sie bemühen sich mehr als sonst um eine gesunde Lebensweise. Natürlich bessern sich Ihre Beschwerden dann, und natürlich werden Ihre Beschwerden zu Hause im Alltagsleben wieder stärker. Auch

* Weshalb Sie trotzdem unter diesen Bedingungen deutliche Beschwerden haben können, lesen Sie in Kapitel 4.

bei einem normalen Urlaub an einem anderen Ort ändern sich Ihre Lebensumstände. Sie werden später lesen, welche große Rolle Aufregung, Anspannung und Angst bei der Entstehung von asthmatischen Beschwerden spielen. Wenn Sie sich im Urlaub besser fühlen, liegt das deshalb meist an Ihnen – nicht am Klima.

Der Einfluß des Klimas auf das Asthma ist demnach nur wenig abzuschätzen, so daß vor unüberlegten und übereilten Entschlüssen und vor nutzlosen Überlegungen dringend gewarnt werden muß!

Eine reelle Chance, daß sich Ihr Asthma nach einem Umzug dauerhaft bessert, haben Sie nur, wenn Sie Pollen- oder Schimmelpilzallergiker sind und *Wohnungs- und Arbeitsplatz* im Hochgebirge oder in unmittelbarer Nähe der Nordsee finden können.

In allen anderen Fällen kann es wohl durch die allgemeine Umstellung zu einer vorübergehenden Besserung nach einem Umzug kommen, alle *Heilungs*erwartungen sind jedoch unberechtigt. Die sozialen Folgen unüberlegter Umzüge und die Enttäuschung beim Wiederauftreten asthmatischer Beschwerden werden Sie eher noch mehr belasten.

Machen Sie sich doch einmal deutlich klar, daß auch in den Großstädten des Ruhrgebiets, in Gegenden mit »rauher Luft« und in »Nebellöchern« (Harz, Niederrhein) Asthmatiker leben, die mit ihrer Krankheit ohne jede Verschlimmerung seit langem fertig werden.

Diejenigen Leute, die Ihnen von Asthmaverschlimmerungen in bestimmten Gegenden berichten, haben für Sie keine Bedeutung. Sie wissen ja, daß jedes Asthma anders ist. Ursachen sind nicht übertragbar, und in den meisten Fällen hat eine andere Bedingung als das Klima zu Verschlechterungen in bestimmten Gegenden geführt.

Die Energien und Hoffnungen, die Sie bei der Planung eines Ortswechsels investieren müssen, sind in aller Regel besser eingesetzt, wenn Sie sich jeden Tag – hier und heute – überlegen, wie Sie Ihr Asthma durch eine angemessene Lebensweise im Berufs- und Privatleben in die Schranken weisen können.

Welche Konsequenzen hat das Asthma für Ihren Beruf?

Heutzutage wird an fast allen Arbeitsplätzen vom Arbeitnehmer der volle Einsatz seiner gesunden Kräfte verlangt. Nicht umsonst sind es gerade die schwächeren Mitglieder der Gesellschaft – Ältere und Behinderte –, die von Arbeitslosigkeit besonders betroffen sind.

Wahrscheinlich werden Sie auch zu dem Großteil der Asthmatiker gehören, die mit ihrer Berufstätigkeit allein oder mit dem Ehepartner zusammen die Existenz der Familie sichern.

Wenn Sie Glück haben, ist Ihnen Ihr Beruf nicht nur wegen des finanziellen Aspekts wichtig, sondern Sie finden in ihm auch Bestätigung und Anerkennung. Er vermittelt Ihnen durch die eigentliche Tätigkeit *und* durch die Entlohnung das Gefühl, ein vollwertiger Mensch zu sein.

Das Asthma kann Ihre Möglichkeiten zur Berufsausübung entscheidend beeinflussen. Wie jeder chronisch Kranke werden Sie durch ein häufiges Fehlen am Arbeitsplatz Schwierigkeiten zu ertragen haben. Schwierigkeiten in den zwischenmenschlichen Beziehungen sind dabei meist zu erdulden und zu steuern (vgl. S. 101 ff.).

Wie können Sie aber feststellen, ob Ihre Arbeit vielleicht so entscheidend zu Ihrer Krankheit beiträgt, daß ein Berufswechsel oder – falls das für Sie möglich ist – ein Ausscheiden aus dem Arbeitsleben zu empfehlen ist?

Berufswechsel – ja oder nein? Das Asthma als Berufskrankheit

Hüten Sie sich grundsätzlich vor überstürzten Entschlüssen, die in augenblicklichen Krankheitszuständen oder in massiven Schwierigkeiten mit Kollegen begründet sind, wenn Sie Überlegungen anstellen, welche Konsequenzen Sie aus beruflichen Belastungen in bezug auf Ihr Asthma ziehen sollten.

Treffen Sie grundsätzlich auch Entscheidungen über Beruf, Familie und allgemeine Lebensplanung nur in den Zeiten, in denen es Ihnen gutgeht. Sie sehen Ihre Lage dann deutlich realistischer als in Zeiten mit Atembeschwerden.

Überdenken Sie folgende Punkte genauestens, wenn Sie an einen Arbeitsplatzwechsel denken, und besprechen Sie sie mit Ihrem Lebenspartner und eventuell auch mit Arbeitskollegen:

- Ist Ihre Arbeit ursächlich verantwortlich für Ihre Krankheit? (Das gilt vor allem dann, wenn Sie ständig allergischen Auslösern Ihres Asthmas ausgesetzt sind und daran nichts zu ändern ist.)
- Haben Sie an Ihrem Arbeitsplatz ständig mit Schadstoffen zu tun, die in direkter Weise Ihr Asthma auslösen und zu einer deutlichen Verschlechterung Ihrer Krankheit beitragen, zum Beispiel Asbestdampf, chemische Stoffe, sehr hohe oder sehr niedrige Temperaturen, sehr starke Feinstaubentwicklung? Läßt sich daran nichts ändern?
- Leiden Sie an so deutlichem Anstrengungsasthma, daß Sie *nachweislich* bei *jeder* körperlichen Belastung mit Verkrampfungen der Bronchien reagieren, und besteht Ihre Tätigkeit vorwiegend aus schwerer körperlicher Arbeit?
- Geht es Ihnen außerhalb der Arbeitszeit entschieden besser?

In solchen Fällen, und nur dann, ist ein Arbeitsplatzwechsel oder ein Berufswechsel wahrscheinlich die sinnvollste Lösung, damit Sie durch Ihre Lebensweise Ihr Asthma nicht verschlimmern.

- Sprechen Sie darüber möglichst zuerst mit dem Arbeitsamt und fragen nach eventuellen Hilfsmöglichkeiten. Fragen Sie dabei nach, auf welchen Wegen Sie eventuell eine Anerkennung Ihres Asthmas als Berufskrankheit erreichen können (das gilt nicht, wenn Ihre Beschwerden am Arbeitsplatz vorwiegend Anstrengungsasthma sind). Maßgeblich sind die Nummern 4301 und 4302 des § 5 der 7. Berufskrankheitenverordnung (BKVO).

- Überlegen Sie sich, ob vielleicht ein Arbeitsplatzwechsel innerhalb des Betriebes möglich und sinnvoll sein kann.
- Überprüfen Sie möglichst genau, ob Sie an einem neuen Arbeitsplatz nicht im gleichen Ausmaß ähnlichen Bedingungen ausgesetzt sind. Sonst kommen Sie vielleicht vom Regen in die Traufe.

Aufhören oder kürzertreten – ist das nötig?

Es ist relativ selten, daß zwischen Arbeitsplatz und Asthma ein ursächlicher Zusammenhang besteht.

Sehr viel häufiger ist es der Fall, daß Sie an Ihrem Arbeitsplatz Bedingungen ausgesetzt sind, die nur aufgrund Ihrer bestehenden Atembeschwerden zur übermäßigen Anstrengung führen.

Zu solchen Berufen gehören

- alle Berufe, in denen Sie sehr viel reden müssen;
- Berufe, bei denen Sie mittlerer bis schwerer körperlicher Belastung ausgesetzt sind;
- alle Berufe, wo am Arbeitsplatz geraucht werden darf;
- alle Berufe, in denen termingebundene Arbeiten erledigt werden müssen.

Ein Berufs- und Arbeitsplatzwechsel ist hier vor allem deshalb meist nicht anzuraten, weil wenigstens eine dieser Bedingungen praktisch an jedem Arbeitsplatz herrscht.

Sie können also nur versuchen, Anstrengungen während Ihrer Asthmaperioden so gering wie möglich zu halten.

- Überlegen Sie sich, ob Sie sich die Arbeit so erleichtern können, daß die Erleichterung ursächlich den negativen Auswirkungen des Asthmas entgegenwirkt.

- Überlegen Sie es sich, ob Ihre Arbeit so zu strukturieren ist, daß Sie in gesunden Perioden vorarbeiten können, um im Beschwerdefall kürzerzutreten.
- Überlegen Sie, ob Sie nicht die Einflüsse an Ihrem Arbeitsplatz so umstrukturieren können, daß keine negativen Auswirkungen bei Atemnot entstehen. Ist z. B. ein Rauchverbot realistischerweise durchsetzbar? Könnten Sie – bei einer ausgeprägten Stauballergie – in einem Raum arbeiten, wo keine Akten gelagert sind? Könnten technische Hilfen Ihnen körperliche Arbeit ersparen, wenn Sie Atembeschwerden haben?
- Überlegen Sie sich, ob Sie sich in Krankheitszeiten nicht verschiedene unnötige Anstrengungen selbst auferlegen, ohne daß es für Ihre Tätigkeit bedeutsam ist: Müssen Sie so viel reden? Ist körperliche Bewegung wirklich ständig nötig, oder könnten Sie sich bei Atembeschwerden auch ruhig verhalten und weiterarbeiten? Gibt es vielleicht Arbeiten, die Sie auch bei Atembeschwerden ohne weiteres erledigen können? Ist die Einhaltung vieler Termine wirklich notwendig, oder könnten Sie, wenn Sie wollten, auch flexibler arbeiten?

Sind Sie in einem Alter, in dem Sie es sich finanziell leisten könnten, vorzeitig in den Ruhestand zu treten? Leben Sie in persönlichen Verhältnissen, die Ihnen Teilzeitarbeit erlauben? Ist Ihr Beitrag zum Lebensunterhalt nicht zwingend nötig? Könnten Sie – das gilt oft für Frauen – ganztägig zu Hause bleiben?

So paradox es in diesem Rahmen klingt: Sie sollten eine solche Entscheidung möglichst nicht nur von Ihrem gesundheitlichen Zustand abhängig machen. Nehmen wir den Normalfall an: Eine Arbeit ist Ihnen möglich. Ihr Asthma ruft zwar zusätzliche Anstrengungen hervor. Es verschlechtert sich aber nicht eindeutig durch berufliche Einflüsse, so daß Sie auch bei einer Beendigung der Arbeitstätigkeit oder beim Kürzertreten nicht mit einer ganz entscheidenden Besserung rechnen können. Sie wissen außerdem ganz genau: Wären Sie gesund, dann würden Sie weiterarbeiten.

Wenn Sie eine Tätigkeit haben, die Sie zufriedenstellt, dann führen Sie sie doch trotzdem ruhig weiter aus! Ihre Krankheit verschlimmert sich dadurch nicht. Denken Sie doch einmal an die vielen Momente, wo Sie wegen Ihrer Tätigkeit das Asthma völlig vergessen konnen! Es gibt keinen Grund, die vielen Vorteile der Berufstätigkeit aufzugeben. Machen Sie sich im Gegensatz dazu die Gefühle klar, die Sie haben würden, wenn Sie – von Ihrem Tätigkeitsbereich abgeschnitten – nur noch zu Hause sind: Sie werden unzufrieden und gedrückt sein. Sie werden (als Hausfrau) feststellen, daß sich an der Anstrengung gar nichts ändert. Sie werden sich übermäßig mit Ihrer Krankheit beschäftigen. Ein Leiden, das Ihnen neben den ursächlichen körperlichen Beschwerden noch – dem Anschein nach! – mit einem Ausschluß vom Arbeitsleben schwere soziale Folgeschäden bereitet, werden Sie nie akzeptieren können.

Wenn Ihnen die Arbeit keinen Spaß macht und dies der hauptsächliche Grund dafür ist, daß Sie aufhören wollen, dann seien Sie sich selbst und Ihrer Umwelt gegenüber so ehrlich und geben dies auch zu.

Schieben Sie nicht Ihr Asthma als Entscheidungsgrundlage vor, sondern sagen Sie, daß Sie es sich leisten können, nicht oder nur teilweise zu arbeiten, und daß Sie dies tun, um mehr Zeit für sich und Ihre Interessen zu haben. Sie setzen sich auf diese Weise keinem falschen Mitleid und Bedauern aus.

Wenn Sie aber in solchen Fällen Ihr Asthma als Entscheidungsgrundlage nehmen, dann überbewerten Sie für sich selbst und für die anderen den tatsächlichen Stellenwert Ihrer Krankheit.

Asthma ist in aller Regel nicht so schlimm, daß man nicht arbeiten kann!

Wenn es Ihnen in diesem Fall erfolgreich gelingt, Ihre wahren Beweggründe für die Beendigung Ihrer Tätigkeit zu verbergen, dann werden Sie in Zukunft immer wieder Ihr Asthma vorschieben.

Haben Sie eine Berufsunfähigkeitsversicherung abgeschlossen, und sehen Sie eine Möglichkeit, Ihre ungeliebte Tätigkeit zu beenden und zusätzlich Geld zu bekommen?

Bedenken Sie, was Sie dafür in Kauf nehmen: Sie müssen in langwierigen Untersuchungen Ihre Berufsunfähigkeit beweisen. Weil Sie immer wieder gesunde Phasen haben, müssen Sie dafür sorgen, bei diesen Untersuchungen einen ständig schlechten gesundheitlichen Eindruck zu machen.

Wenn die Aussicht auf Beendigung Ihrer Tätigkeit und auf das Geld der Versicherung ausreichend vielversprechend ist, könnten Sie stark in Versuchung kommen, vor Untersuchungen Ihren tatsächlichen Zustand zu verschlechtern – durch Aussetzen der Medikamente oder durch verstärkte Atmung. Um ans Ziel zu kommen, sind Sie meist gezwungen, Ihrem Körper lange Zeit zu schaden. Sie wissen ja selbst, daß Sie eine Verschlechterung Ihres Zustands ohne weiteres selbst herbeiführen können. In der beschriebenen Situation kann das auch unbewußt passieren.

Da die Berufsunfähigkeit immer wieder nachkontrolliert wird, müssen Sie sich außerdem dann Ihren schlechten körperlichen Zustand sorgsam bewahren! Sollten Sie während dieser Zeit erkennen, daß es Ihnen bessergeht, werden Sie kaum wieder eine Arbeitsstelle finden.

Die vorzeitige Beendigung der Berufstätigkeit im Alter oder ein möglichst völliges Ausscheiden aus dem Arbeitsprozeß in frühen Jahren *mit der Begründung, daß Sie asthmakrank sind*, ist nur dann sinnvoll, wenn der Arbeitsplatz in seinen Auswirkungen einen sehr massiven Einfluß auf Ihr Leiden hat oder Sie – und das ist sehr selten – mit einer massiven Verschlechterung Ihres Leidens rechnen müssen.

Stellen Sie Überlegungen zur Berufsunfähigkeit deshalb nur dann an, wenn Sie objektiv berufsunfähig sind. Das sagt Ihnen Ihr Arzt früh genug.

Asthma als Schwerbehinderung? Nur ein Verwaltungsakt!

Seit der Änderung des Schwerbehindertengesetzes im Jahre 1974 werden Behinderten unabhängig von der Art und der Entstehung ihrer Behinderung bestimmte Vorteile eingeräumt. Der Grad der Behinderung wird abgestuft. Ab einem Wert von 50 spricht man davon, daß eine Schwerbehinderung vorliegt. Diese Bezeichnung sagt aber nichts über die tatsächliche Arbeitsfähigkeit eines Menschen aus. Es gibt eine Vielzahl schwerbehinderter Menschen, die absolut die gleiche Arbeit tun wie Gesunde.

Unter den gesetzlichen Begriff der Behinderung fallen auch chronische Krankheiten, also auch das Asthma.

Wenn Ihnen der Gedanke, »behindert« zu sein, fremd erscheint, dann machen Sie sich bitte doch einmal klar, wie oft Sie bestimmte Dinge aufgrund Ihres Asthmas nicht tun können. Das und nichts anderes meint der Begriff Behinderung: Ihre Krankheit *behindert* Sie in Ihren Möglichkeiten, so wie ein gesunder Mensch zu leben.

Wann hat der Antrag auf Anerkennung des Asthmas als Schwerbehinderung Aussicht auf Erfolg?

- Wenn Ihre Atemfunktion ständig meßbar eingeschränkt ist oder
- wenn Sie ständig Kortison nehmen müssen oder
- wenn trotz der medikamentösen Behandlung immer wieder Beschwerden auftreten,

dann ist es wahrscheinlich, daß Ihr Asthma als »Grad der Behinderung« von mindestens 50 und damit als Schwerbehinderung anerkannt werden kann. (Verwechseln Sie dies bitte nicht mit einer Berufsunfähigkeit von 50 %.)

Einen Antrag müssen Sie beim Versorgungsamt stellen, das für Ihren Wohnort zuständig ist. Anträge gibt es (seltsamerweise) beim Sozialamt.

Sie sollten möglichst Arztberichte dem Antrag beifügen. Oft leitet auch der Arzt den Antrag für den Patienten weiter.

Nach einiger Zeit erhalten Sie dann vom Versorgungsamt einen Bescheid über Ihren »Grad der Behinderung«. Wenn er 50 oder mehr beträgt, erhalten Sie einen Schwerbehindertenausweis, der für eine beschränkte Anzahl von Jahren gilt und dann erneuert werden muß.

Was haben Sie von der Anerkennung als Schwerbehinderter?

- Ihnen steht ein besonderer Kündigungsschutz zu.
- Ihnen steht ein besonderer Schutz bei Versetzungen zu.
- Ihre Altersgrenze ist herabgesetzt (60 Jahre bei Männern und bei Frauen).
- Sie haben eventuell Anspruch auf einige zusätzliche Urlaubstage.
- In bestimmten Arbeitsbereichen, vor allem im öffentlichen Dienst, kann Ihre wöchentliche Arbeitszeit auf Antrag herabgesetzt werden.
- Sie haben eine Steuerermäßigung, die aber relativ gering ist (zwischen 600 DM und 2760 DM Steuer*freibetrag* jährlich).
- Sie haben an bestimmten Stellen Anspruch auf finanzielle Ermäßigungen (z. B. Theater, Kino).

Ob Sie sich um eine Anerkennung Ihres Asthmas als Schwerbehinderung bemühen oder nicht, ist eine persönliche Entscheidung, die Sie sich nicht sehr einfach machen sollten.

Eine Reihe von Vorteilen, die Sie dadurch erhalten, haben nichts, aber auch gar nichts mit Ihrer Erkrankung zu tun. Ich halte es für ungerechtfertigt, sich durch »Bonbons« wie Steuerfreibetrag oder Eintrittsermäßigungen für die Unannehmlichkeiten der Krankheit entschädigen zu lassen oder sich allein wegen der Erkrankung Vorteile gegenüber gesunden Kollegen zu verschaffen, ohne daß diese Vorteile ursächlich etwas mit Ihrer Erkrankung zu tun haben.

Hier gelten die gleichen Überlegungen, die vorhin in bezug auf die Berufsunfähigkeitsversicherung genannt wurden: Es besteht eine große Gefahr, sich an die Annehmlichkeiten so zu gewöhnen, daß man nach einigen Jahren nicht bereit ist, Verbesserungen des Gesundheitszustands zuzugeben oder überhaupt zu erkennen.

Wenn Ihnen aber eine Verkürzung der wöchentlichen Arbeitszeit wirklich eine Hilfe ist und vielleicht sogar zur langfristigen Verbesserung Ihres Gesundheitszustands beitragen kann oder wenn Sie wegen Ihres Asthmas befürchten müssen, gekündigt zu werden, dann sollten Sie den Ihnen gesetzlich zustehenden Schutz ruhig in Anspruch nehmen.

Betrachten Sie den Begriff »Schwerbehinderung« auf alle Fälle nur als *rechtliche* Begriffe, die darüber, wie Sie sich persönlich fühlen und was Sie leisten können, überhaupt nichts aussagen.

Verhalten im Privatleben – was können Sie mit Asthma alles tun?

Sie müssen es als Asthmatiker lernen, sich vor allem im privaten Leben, wo Sie nicht vergleichbaren Zwängen wie im Beruf ausgesetzt sind, sehr flexibel ihren körperlichen Beschwerden anzupassen. Beschwerdefreie und kranke Perioden verlangen völlig andere Verhaltensweisen von Ihnen. Sie schaden sich immer dann körperlich und seelisch, wenn Sie diese Umstellung nicht rechtzeitig schaffen, also

- wenn Sie sich trotz Atembeschwerden wie ein Gesunder verhalten oder
- wenn Sie in beschwerdefreien Zeiten sich wie krank verhalten.

Die wichtigsten Leitgedanken für eine angemessene Lebensweise in gesunden und kranken Perioden sind hier gegenübergestellt. Sie werden danach in den folgenden Kapiteln näher erläutert.

Beschwerdefreie Zeit	Perioden mit Atemnot
1. Sie nehmen die Medikamente regelmäßig ein, die Ihren Zustand stabil halten. Sie haben ständig ein Aerosol bei sich.	1. Sie nehmen sofort Medikamente, um eine Besserung zu erreichen.
2. Sie gehen eventuell ab und zu zu Kontrolluntersuchungen zum Arzt.	2. Sie bemühen sich, wenn Ihre Medikamente keine Wirkung zeigen, sofort um ärztliche Hilfe.
3. Sie nehmen vorbeugend Medikamente, wenn Sie mit *Sicherheit* Beschwerden erwarten und wissen, daß die Medikamente Sie schützen.	3. Sie nehmen noch einige Tage, nachdem die Beschwerden vorüber sind, Medikamente, um einem Rückfall vorzubeugen.
4. Sie ergänzen Ihre normale Lebensweise um Verhaltensweisen, die das Asthma günstig beeinflussen. Diese Verhaltensweisen gelten genauso für Gesunde, sie sind für Sie aber besonders wichtig.	4. Sie tun alles, von dem Sie wissen, daß es Ihre Beschwerden ursächlich bessern kann.
5. Sie müssen Situationen vermeiden, von denen Sie *mit völliger Sicherheit* wissen, daß Sie Asthma bekommen werden.	5. Sie dürfen nichts tun, was Ihren Beschwerdezustand verschlimmern kann.
6. Sie können im übrigen alles tun, was Ihnen Spaß macht, und Sie sollten es tun!	6. Sie dürfen alles tun, was Ihren Beschwerdezustand nicht negativ beeinflußt. Vermeiden Sie aber zu große Annehmlichkeiten.

a) Die Medikamente nicht vergessen!

In beschwerdefreien Zeiten ist die regelmäßige Medikamenteneinnahme die Basis für Ihre Gesundheit. Erlauben Sie sich keine Unregelmäßigkeiten. Vergessen Sie vor allem bei Reisen, Besuchen, mehrstündiger Abwesenheit von zu Hause nicht, den entsprechenden Tablettenvorrat mitzunehmen. Nur eine regelmäßige Einnahme verhindert Beschwerden. Vergessen Sie nicht, ständig ein Aerosol zur Hand zu haben. Denken Sie nicht: Mit geht es ja eigentlich gar nicht so gut, wie ich mich fühle, wenn ich so viele Tabletten schlucken muß. Registrieren und genießen Sie Ihren guten Zustand!

Wenn Sie Atemnot haben, dann bekämpfen Sie auftretende Beschwerden immer sofort. Warten Sie nicht ab. Erhöhen Sie eventuell nach Rücksprache mit dem Arzt die Tablettendosis, oder nehmen Sie zusätzliche Präparate. Registrieren Sie bewußt jede Besserung in Ihrem Befinden.

b) Regelmäßig den Arzt besuchen!

Gehen Sie in beschwerdefreien Zeiten zum Arzt und berichten über Ihren guten Zustand. Warten Sie bei langen beschwerdefreien Perioden nicht mit dem Arztbesuch, bis es Ihnen wieder schlechtgeht. Lassen Sie sich Medikamentenvorräte für mindestens einen Monat verschreiben.

Wenn Sie Atembeschwerden verspüren und Ihre Medikamente in der angegebenen Wirkungszeit nicht deutlich helfen, gehen Sie möglichst schnell zum Arzt. Rufen Sie auch *sofort* einen Arzt, wenn Sie eine *schlagartige massive Verschlechterung* spüren, die auf Aerosole in keiner Weise anspricht, denn Ihnen droht ein lebensgefährlicher Zustand – der status asthmaticus.

c) Vorbeugender Schutz und Nachsorge bei Anfällen

In beschwerdefreien Zeiten brauchen Sie vorbeugende Medikamente nur dann einzunehmen, wenn Sie durch einen äußeren Umstand mit völliger Sicherheit Beschwerden erwarten können. Nehmen Sie z.B. zwei Aerosol-Hübe, wenn Sie auf starke Kältereize reagieren; nehmen Sie Mittel, die Sie vor Anfällen bei unvermeidbaren Allergenkontakten schützen, *vorher* ein. Wenn Sie Pollenallergiker sind, nehmen Sie *vor* der Pollenflugzeit Kortison. Sagen Sie dem Arzt vor Beginn der Pollensaison deshalb Bescheid. Bei schon bestehenden Beschwerden ist später eine deutlich höhere Dosis nötig!

Nach Perioden mit Atemnot reduzieren Sie Ihre Medikamente nicht sofort, wenn die Beschwerden abklingen, sondern Sie nehmen sie noch einige Tage, um Rückfälle zu vermeiden. Danach reduzieren Sie die Einnahme *langsam.*

d) Was für alle richtig ist, ist für den Asthmatiker doppelt gut: Gesunde Ernährung und viel Bewegung

Die meisten gesundheitlichen Ratschläge, die gesunden Menschen gegeben werden, können Sie ohne weiteres auch für sich anwenden: Vermeiden Sie z.B. Übergewicht. Jedes Pfund, das Sie zuviel mit sich herumschleppen, ist im Anfall eine Belastung. Wenn Sie Übergewicht haben, nehmen Sie ab! Sie brauchen keine Reserven, um Ihre Beschwerden durchzustehen. Falls Sie ständig Kortison nehmen müssen, neigen Sie ohnehin zu Übergewicht. Bekämpfen Sie solche unerwünschten Wirkung im voraus.

Bewegen Sie sich viel und vielseitig. Kortison hat ungünstige Wirkungen auf den Muskelstoffwechsel. Die Wirkungen gleichen Sie durch viel Bewegung fast völlig aus. Treiben Sie Sport, fahren Sie rad und gehen Sie viel zu Fuß.

Wenn Sie Atembeschwerden haben, dann hilft Ihnen eine Anzahl von Verhaltensweisen, Ihre Beschwerden zu lindern: Setzen Sie die Verhaltensweisen, die Ihnen nach Ihrer eigenen Erfahrung am besten helfen, sofort ein. Öffnen Sie z.B. das Fenster. Verlassen Sie einen Raum mit Tabakrauch. Machen Sie autogenes Training. Machen Sie Atemübungen, wenn Sie das gelernt haben. Trinken Sie etwas, wenn es Ihnen hilft. Reden Sie mit jemandem, wenn Sie die Erfahrung gemacht haben, daß das Ihre Beschwerden lindert. Tun Sie alles, was Ihnen hilft!

e) Angst vor einem neuen Anfall muß nicht sein

Sind Sie sich absolut sicher, daß Sie konkrete Auslöser für Ihr Asthma kennen und wissen, wo sie auftreten? Dann – aber nur dann – sollten Sie auch in beschwerdefreien Zeiten solche Situationen vermeiden.

Erlegen Sie sich aber unter keine Umständen mehr Einschränkungen auf als nötig! Es ist besser, vielleicht einmal versehentlich Allergenen ausgesetzt zu sein und dann mit sofort therapierbaren Atembeschwerden zu reagieren, als sich selbst eine Vielzahl von Situationen zu verbieten, die eigentlich Spaß machen würden und möglich wären.

Lassen Sie deshalb z.B. vom Arzt kontrollieren, ob Sie mit Ihrer Annahme recht haben, daß Sie Anstrengungsasthma haben: Diese Asthmaform liegt nur vor, wenn Sie auf Anstrengung mit Bronchialkrämpfen reagieren und die einsetzende Atemnot auch nach längerer Zeit nicht von selbst weggeht, sondern schlimmer wird.

Daß Sie nach Anstrengungen schwer atmen und sich mehrere Minuten erholen müssen, ist völlig klar: Das muß jeder gesunde Mensch auch. Beobachten Sie doch einmal Ihre gesunden Mitmenschen, wie lange die für eine völlig normale Atmung nach Anstrengungen brauchen! Sie werden vielleicht feststellen, daß sich das mit Ihren Werten fast völlig deckt.

Wenn Sie kein Anstrengungsasthma haben, brauchen Sie also auch keine Anstrengung zu vermeiden, die Ihnen Spaß bereiten könnte oder die notwendig ist.

Wenn Sie wissen, daß Sie einmal auf einem Heuboden einen Anfall bekamen, ist das kein Grund, sich nicht in eine frischgemähte Wiese zu legen.

Wenn Sie einmal im Keller Ihrer Wohnung Atembeschwerden bekamen und Schimmel entdeckten, ist das kein Grund, nie mehr in den Keller zu gehen.

Wenn Sie an einem Urlaubsort Beschwerden hatten, dürfen

Sie ruhig noch einmal hinfahren, wenn es Ihnen ansonsten gefallen hat: Meist ist das Klima nicht die Ursache Ihrer Beschwerden.

Wenn Sie einmal während des Radfahrens Atembeschwerden bekamen, brauchen Sie Ihr Rad nun nicht in die Ecke zu stellen: Der Anlaß für Ihre Beschwerden kann nicht im Radfahren liegen, wenn Sie kein Anstrengungsasthma haben.

Wenn Sie in Beschwerdezeiten keinen Rauch vertragen, ist das kein Grund, zu allen Zeiten Geselligkeit und verrauchte Räume zu meiden: In beschwerdefreien Zeiten reagieren Sie darauf nicht mehr als normal gesunde Menschen auch.

Haben Sie ruhig den Mut, ein bißchen mit sich selbst zu experimentieren! Sie wissen ja, daß Sie Ihre Asthmamittel bei der Hand haben und sich helfen können. Gestalten Sie Probesituationen allerdings nicht extrem, und sorgen Sie dafür, daß Sie bei beginnenden Beschwerden sofort ausweichen können. Sie werden aber feststellen, daß es nur eine verschwindend geringe Anzahl von Situationen gibt, von denen Sie mit letzter Sicherheit erwarten können, daß sie Ihnen schaden.

Außerdem können Sie viele Dinge, die Ihnen im Zustand von Atemnot schaden, in der Zwischenzeit ohne weiteres vertragen. Vermeiden Sie sie also nicht unnötig!

In Perioden von Atemnot müssen Sie sich aber genau umgekehrt verhalten: Verlassen Sie sofort einen Raum oder einen Ort, wenn Sie vermuten, daß dort der Auslöser für Ihre augenblicklichen Beschwerden zu finden ist.

Unterziehen Sie sich keinerlei körperlicher Anstrengung. Im Beschwerdefall verschlechtert Anstrengung grundsätzlich Ihren Zustand.

Zögern Sie nicht mit der Medikamenteneinnahme.

Zögern Sie nicht, den Arzt zu rufen.

Zögern Sie nicht, um Hilfe zu bitten.

Verbieten Sie das Rauchen in Ihrer Umgebung, oder verlassen Sie diese Umgebung.

Atmen Sie nicht tief und verstärkt, sondern möglichst ruhig und langsam.

f) Tun Sie alles, was Sie können!

Unter Berücksichtigung der obengenannten Punkte können Sie sich im beschwerdefreien Zustand als gesund betrachten, auch wenn dieser Zustand durch Medikamente erzeugt wird. Schonen Sie sich nicht vorbeugend! Sie engen dadurch ohne jeden Effekt nur Ihre Lebensmöglichkeiten ein.

Treiben Sie jeden Sport, den Sie mögen!

Besuchen Sie Freunde, Bekannte, Verwandte, laden Sie sie ein!

Unternehmen Sie mit Ihrer Familie alles, was Ihnen Spaß macht.

Tun Sie alles, was Ihr seelisches Wohlbefinden positiv beeinflußt. Machen Sie Reisen, wohin Sie wollen. Und denken Sie in jeder angenehmen Situation daran, wie gut es Ihnen geht!

Wenn Ihre Beschwerden einmal über längere Zeit nicht völlig medikamentös beherrscht werden, so daß Sie ständig leichtere Atemnot verspüren, dann brauchen Sie sich nicht zu verhalten wie im schweren Anfall: Tun Sie ruhig alles, was Ihre Beschwerden nicht negativ beeinflußt. Suchen Sie sich vor allem Tätigkeiten, bei denen Sie nicht auf Ihre Atmung achten müssen: telefonieren, mit Kindern spielen, Geschirrspülen, leichte Reparaturen im Haus, Rechnungen ordnen usw. Meiden Sie bei leichteren Atembeschwerden aber alle Tätigkeiten, die Ihnen sehr angenehm sind, wenn Sie diese Dinge nicht auch zur selben Zeit im gesunden Zustand tun würden!

Wer nur im Beschwerdezustand einem geliebten Hobby nachgeht oder wer nur im Beschwerdezustand lange liegengebliebene Sachen erledigt, der neigt erwiesenermaßen dazu, nach einiger Zeit immer dann Asthma zu bekommen, wenn es Zeit für geistige Erholung ist oder wenn er Zeit für dringende Dinge braucht.

Wer sich nur im Beschwerdezustand z.B. Bücher, neue Kleidung, Hobbymaterial kauft, der belohnt sich in gewisser Weise für sein Asthma. Es tritt dann – aufgrund von Prozessen, die Ihnen unbewußt sind und nicht von Ihnen gesteuert werden können – immer häufiger auf!

Tun Sie alle angenehmen Dinge lieber im gesunden Zustand. Das stärkt Ihr allgemeines Selbstgefühl und macht Beschwerden unwahrscheinlicher.

Zusammenfassung des zweiten Kapitels

Die berufliche Tätigkeit setzt den Asthmatiker einer Vielzahl von Belastungen aus. Nur in wenigen Fällen ist aber ein Berufswechsel oder ein Ausscheiden aus dem Erwerbsleben nötig.

Verzichten Sie deshalb nicht unnötig auf die Befriedigung, die Ihnen Gelderwerb und die Tätigkeit als solche bieten können.

Sollten Sie aus anderen Gründen Lust haben, den Beruf zu wechseln oder Ihre Tätigkeit zu beenden, ist das Ihr gutes Recht. Schieben Sie aber nicht das Asthma vor, um sich Ihre Argumentation zu erleichtern.

Im Privatleben ist es nötig, eine große Beweglichkeit im Verhalten zu trainieren, damit Sie sich Ihren wechselnden körperlichen Zustand immer richtig anpassen können.

Im beschwerdefreien Zustand unterscheidet sich Ihre Lebensweise von der der Mitmenschen nur durch regelmäßige Medikamenteneinnahme und durch die Vermeidung von Situationen, die aufgrund Ihrer persönlichen Erfahrung für Sie selbst mit Sicherheit zu Beschwerden führen.

Die allgemeinen Regeln zur Erhaltung eines guten körperlichen Zustands sollten Sie besonders beachten, weil dadurch Medikamentennebenwirkungen und weitere schädliche Auswirkungen auf Herz, Kreislauf und Lunge verhindert werden können.

Ansonsten dürfen und sollen Sie alles tun, was Ihnen Spaß macht. Sie sollten sich in gesunden Zeiten mehr gönnen, um einen

Ausgleich für die notwendigen Einschränkungen in Beschwerdezeiten zu haben.

Im Beschwerdefall sollten Sie sofort alle Mittel einsetzen, die Ihnen zur Verfügung stehen, um die Atemnot aufzuheben oder zu lindern. Zögern Sie auch nicht, in schwereren Zuständen sofort ärztliche Hilfe zu suchen. Sie sollten nichts tun, was Ihre Beschwerden verschlimmert, aber Sie sollten auch nichts vermeiden, was auf Ihre Beschwerden ohne Einfluß ist.

Wenn Sie sich im Krankheitszustand belohnungsähnliche Annehmlichkeiten bereiten, dann treten Ihre Beschwerden nachweislich immer häufiger auf. Umgekehrt führen sehr viele Annehmlichkeiten im beschwerdefreien Zustand dazu, daß dieser Zustand verlängert wird.

[illegible]

Sie lebten nicht auf einer [illegible] Verhältnis [illegible] Vielzahl [illegible] Einfluß auf [illegible] Sie in ihren Regionen [illegible] und unter [illegible] ihr Verhalten.

[illegible]

Die Einflüsse [illegible] unterschiedlich [illegible]

[illegible]

entschenkt.

Wir werden [illegible]

3. Der Asthmatiker und seine soziale Umwelt

Sie leben nicht auf einer einsamen Insel, wo Sie für sich und Ihr Verhalten nur selbst verantwortlich sind, sondern inmitten einer Vielzahl von Menschen. Die Art und Weise, wie die anderen mit Ihnen umgehen und auf Ihr Verhalten reagieren, hat einen großen Einfluß auf Sie selbst. Je nach den Reaktionen der anderen werden Sie in Ihren eigenen Verhaltensweisen bestärkt oder behindert, und unter einer Vielzahl von gleichartigen Einflüssen ändern Sie Ihr Verhalten.

Das kann sowohl positiv als auch negativ sein.

Die Einflüsse, die andere Menschen auf Sie ausüben, sind oft unmerklich und unbewußt. In einem stabilen sozialen Gefüge schenkt man diesen Auswirkungen der zwischenmenschlichen Beziehungen auch kaum Beachtung. Nur in Zeiten äußerer Änderungen wie Arbeitsplatzwechsel, Familienzuwachs, Todesfällen, Umzug, schweren Konflikten wird Ihnen normalerweise der Einfluß Ihrer Umwelt bewußt. Sie bekommen dann Ratschläge, die Sie befolgen oder auch nicht. Sie bekommen Hilfestellungen, oder Sie bekommen Steine in den Weg gelegt. Eine neue Umgebung kann Ihre ganze Lebensweise umgestalten. Oft werden Sie bei größeren Veränderungen für eine ganze Zeit verhaltensunsicher, bis Sie sich an die neue Situation, an neue Menschen und andere Lebensumstände gewöhnt haben.

Ein besonderer Faktor in *Ihrem* Leben ist Ihr Asthma, das von Ihnen oft ganz besondere Verhaltensweisen verlangt und Sie immer wieder in Ihren Verhaltensmöglichkeiten vorübergehend einschränkt.

Wir wollen betrachten, welche besonderen Einflüsse Ihr Asthma auf die Beziehungen zwischen Ihnen und Ihren Mitmenschen hat.

Dabei gibt es grundsätzlich zwei Blickrichtungen:

- Die besonderen Verhaltensweisen, die Sie wegen Ihres Asthmas zeigen, haben einen Einfluß auf Ihre Mitmenschen. Mißverständnisse, falsche bis hin zu gefährlichen Handlungsweisen können bei den anderen die Folge sein.
- Die Art und Weise, wie Ihre Mitmenschen mit Ihnen umgehen, hat einen Einfluß auf Ihr eigenes Verhalten. Im ungünstigen Fall können Sie zu Verhaltensweisen getrieben werden, die Ihnen körperlich und seelisch schweren Schaden zufügen.

Das Wechselspiel gegenseitiger Beeinflussungen und Reaktionen zwischen dem Asthmatiker und seinen Mitmenschen hat den verschiedenen Bereichen seiner Umwelt unterschiedliche Auswirkungen.

Die folgenden Kapitel betrachten

- die Beziehung zum Lebenspartner;
- die Beziehung zu den Kindern;
- die Beziehung zu Freunden und Bekannten;
- die Situation am Arbeitsplatz;
- den Einfluß von »allgemeiner Öffentlichkeit«.

Sie können in diesen Abschnitten lernen, die Verhaltensbereiche besser zu erkennen, die von Ihrem Asthma beeinflußt sind und die Einfluß auf Ihr Asthma ausüben. Sie erhalten Hinweise, wie Sie schädliche oder störende Verhaltensweisen verhindern oder abbauen und wie Sie bei sich und den anderen Verhaltensweisen entwickeln können, die Ihrem Asthma optimal angepaßt sind.

Sie und Ihr Lebenspartner

Vielleicht hatten Sie Ihr Asthma schon, als Sie Ihren Lebenspartner kennenlernten. Sie haben dann gleich vom Anfang Ihrer Beziehung an das Asthma als einen wichtigen Faktor erlebt, der für die Art, wie Sie miteinander umzugehen lernten, sicher eine bedeutende Rolle spielte.

Vielleicht haben Sie Ihr Asthma aber erst bekommen, nachdem Sie schon viele Jahre zusammenlebten. Dann stellten die Krankheit und ihre Veränderungen während der Jahre sicher einen entscheidenden Einschnitt in Ihrem Leben dar, und Sie könnten, wenn Sie danach gefragt werden, genau aufzählen, was sich seitdem bei Ihnen verändert hat.

Versuchen Sie doch einmal – das ist schwer –, von Ihrer eigenen Krankheitserfahrung abzusehen und sich vorzustellen, was Ihre Erkrankung für den Partner bedeutet: Das ständige Miterleben, wie Sie quälende Beschwerden haben, stellt auch für ihn eine große Belastung dar. Auch Ihr Lebenspartner hat – genauso wie Sie – Hoffnungen und Erwartungen, die er in Ihre Behandlung setzt. Ihr Partner macht sich Sorgen um Sie, auch wenn er es vielleicht nicht ausspricht. Besonders das Erleben eines schweren Anfalls, der sogar einen Krankenhausaufenthalt nötig macht, weckt bei Ihrem Partner Ängste, Sie zu verlieren.

Mit seinen Sorgen und Ängsten muß Ihr Lebenspartner fertig werden. Es gibt einige typische Reaktionen, zu denen die Partner von Asthmatikern je nach ihrer Persönlichkeit neigen.

Jede dieser Reaktionsweisen hat auch auf Sie und Ihren Krankheitsprozeß weitgehende Auswirkungen.

a) Die übermäßig beschützende und bevormundende Haltung des Partners

Ein Partner, der zu übertrieben beschützender Haltung neigt, hat Sie in hilflosem Zustand erlebt und tut nun vermeintlich alles, um Ihnen weitere Unannehmlichkeiten zu ersparen:

- Er erkundigt sich ständig nach Ihrem Befinden.
- Er nimmt Ihnen alle denkbaren Belastungen ab.

- Er warnt Sie vor Handlungen, die Ihnen seiner Meinung nach schaden könnten.
- Notfalls hält er Sie direkt von Dingen ab, die Sie gern tun würden, wenn das seiner Meinung nach nicht gut für Sie ist.
- Er versorgt Sie mit allen Annehmlichkeiten, um Sie für Ihr Leiden zu entschädigen.
- Er bevormundet Sie ganz massiv in fast allen Dingen des täglichen Lebens.
- Er erwartet für seine Bemühungen Dankbarkeit und hält Ihnen seine Aufopferung für Sie häufig vor Augen.
- Er weist Sie darauf hin, auf was er alles Ihnen zuliebe verzichtet.
- Er behandelt Sie so, als ob Sie ständig krank wären.

Man kann nicht übersehen, daß bei manchen Lebenspartnern von chronisch Kranken solche Handlungsweisen hauptsächlich eigene Bedürfnisse befriedigen: Der überbeschützende Partner verlangt und bekommt überschwengliche Dankbarkeit, und auch Freunde, Bekannte und Kollegen zollen ihm mehr als genug Bewunderung für die »aufopfernd liebevolle Betreuung des schwerkranken Partners«.

In aller Regel entwickelt sich aber die überbeschützend-bevormundende Haltung aus ehrlicher Angst und Sorge, und sie ist gut gemeint. Trotzdem ist sie falsch. Das wird deutlich klar, wenn Sie sich einmal die Folgen vor Augen halten:

- Sie werden durch einen beschützend-bevormundenden Partner in allen Zeiträumen, in denen Sie sich gesund fühlen, davon abgehalten, sich so zu verhalten, wie es vernünftig wäre: Nur viel Bewegung und ein möglichst normales Leben mit den üblichen Aufgaben können Ihnen ein angemessenes körperliches und seelisches Wohlgefühl verschaffen.

  Ihr Partner veranlaßt Sie dagegen dazu, sich minderwertig zu fühlen: Nach seiner Ansicht und seinem Verhalten dürfen Sie nichts leisten.
- Durch das Verhalten Ihres Partners werden Sie selbst dazu

veranlaßt, Ihrer Krankheit übertriebene Aufmerksamkeit zu schenken. Sie registrieren nach kurzer Zeit vermeintliche Krankheitszeichen, die Sie sonst völlig übersehen hätten und die auch nicht zu Asthma führen würden.

So kann es aber gut sein, daß Sie sich durch Erwartungsangst (darüber lesen Sie später noch mehr) durchaus wieder in einen neuen Anfall steigern.

- Wenn Sie nicht sehr charakterstark sind, werden Sie nach kurzer Zeit anfangen, die Annehmlichkeiten, die Ihnen aufgrund Ihrer Krankheit zuteil werden, sehr zu genießen. Seien Sie ehrlich: Würden Sie Ihrem Partner, der Sie aufgrund Ihrer Krankheit von vorn bis hinten bedient und Ihnen tröstende Geschenke und Zuwendungen macht, sagen, daß es Ihnen schlagartig wieder bessergeht – um sich damit vielleicht all dieser schönen Dinge zu berauben?

  Bei Asthmatikern, die einen überbeschützenden Partner haben, ist der Genesungswille oft sehr geschwächt. Sie fühlen sich in ihrer Krankheit eigentlich recht wohl, gewöhnen sich an die leidende Haltung und beeinflussen damit den tatsächlichen Krankheitsverlauf äußerst negativ. Manchmal rufen sie durch heimlichen Verzicht auf die Medikamenteneinnahme Beschwerden absichtlich hervor, um liebevolle Zuwendung zu bekommen.

  Wenn Ihr Lebenspartner zur überbeschützend-bevormundenden Haltung neigt, müssen Sie sich dagegen wehren, auch wenn Sie dabei auf vordergründige Vorteile verzichten müssen. Sonst schaden Sie auf Dauer Ihrem körperlichen und seelischen Befinden und darüber hinaus Ihrer Partnerschaft.

So können Sie die Einstellung und das Verhalten Ihres Lebenspartners ändern:

- Nehmen Sie sich Zeit, um in einer ruhigen Stunde mit ihm zu reden.
- Erklären Sie ihm, wie Sie sich in gesunden und kranken Zuständen fühlen.

- Sagen Sie ihm, daß Sie sich über seine Zuwendung und sein Besorgtsein sehr freuen.
- Beschreiben Sie ihm Ihren Eindruck, daß Sie in gesunden Zuständen viel mehr können, als er Ihnen erlaubt.
- Sagen Sie ihm, daß Ihr Arzt auch der Meinung ist, daß Sie ein weitgehend normales Leben führen sollten.
- Sagen Sie ihm, daß Sie das Gefühl haben, bei so viel Schonung immer schwächer zu werden.
- Überlegen Sie gemeinsam, in welchen Punkten Sie vielleicht verschiedener Meinung sind, und fragen Sie dann den Arzt um Rat. In den allermeisten Fällen wird er Ihnen die Tätigkeiten erlauben können, die nach Meinung Ihres Partners für Sie schädlich sind.
- Sagen Sie Ihrem Partner, daß Sie Geschenke während Ihrer Krankheitsperioden gar nicht richtig genießen können. Sagen Sie ihm, daß Sie sich darüber in gesunden Perioden viel mehr freuen können.

Wenn die beschützend-bevormundende Haltung in der Partnerschaft schon sehr lange besteht, kann es sein, daß sich Ihr Lebenspartner von Ihren Argumenten kein bißchen überzeugen läßt oder abwehrend reagiert. Schließlich geben Sie ihm ja zu verstehen, daß Sie ihn oft gar nicht so nötig brauchen, wie es den Anschein hat.

Dann müßten Sie schrittweise den Beweis antreten, daß Sie nicht so schutzbedürftig sind, wie es erwartet wird.

Gehen Sie dabei so vor:

- Überlegen Sie sich Tätigkeiten, vor denen Ihr Partner Sie »beschützt«, obwohl Sie selbst absolut sicher sind, daß Sie sie ausführen können, ohne daß Atembeschwerden auftreten.
- Wählen Sie einen Tätigkeitsbereich aus.
- Dann führen Sie diese Tätigkeit aus, vielleicht erst einmal in Abwesenheit des Partners. Registrieren Sie bewußt, daß Ihre Atmung unverändert gut bleibt.

- Tun Sie das öfter, bis Sie sich sicher sind, in diesem Bereich Ihrem Partner Ihre Fähigkeit zu selbständigem Handeln beweisen zu können.
- Machen Sie das gleiche mit anderen Tätigkeitsbereichen.
- Sprechen Sie dann mit Ihrem Partner über Ihre konkreten Erfahrungen, ohne ihm Vorwürfe zu machen, was seine Meinung betrifft.
- Achtung! Versuchen Sie nie, Ihre Fähigkeiten gleichsam durch einen Kraftakt zu beweisen. Machen Sie also z.B. keinen 1000-Meter-Lauf, keinen 10-km-Spaziergang bei kaltem Wetter. Versuchen Sie nicht, allein schwere Möbel zu rücken, räumen Sie keinen verdreckten Keller auf. Sie würden durch das wahrscheinliche Auftreten von Atembeschwerden sich und Ihrem Partner nur zeigen, daß er in seiner Schonung Ihnen gegenüber recht hat.
  Dann kommen Sie nicht aus der schützenden Glasglocke heraus, die Ihnen so schadet.
- Schätzen Sie also Ihre Fähigkeiten realistisch ein. Tun Sie vor allem am Anfang nie etwas, von dessen Erfolg Sie nicht hundertprozentig überzeugt sind.

Wenn Sie diese Ratschläge befolgen, müßte es im Lauf mehrerer Monate möglich sein, eine beschützend-bevormundende Haltung des Partners zu verändern und die Partnerschaft wieder neu zu gestalten.

Sie werden über Ihr wachsendes Selbstbewußtsein erstaunt sein, und die Annehmlichkeiten, die Ihr Partner Ihnen durch seinen Schutz bot, werden durch seine Anerkennung über Ihre Leistungen mehr als aufgewogen.

b) Die abwehrende und überfordernde Haltung des Partners

Manche Asthmatiker haben Lebenspartner, die sich sehr schlecht mit der Krankheit des anderen abfinden.

Solche Leute nehmen die Krankheit des Partners nicht ernst. Sie sind nicht bereit, bei Atembeschwerden Rücksicht zu nehmen, und sie verweigern teilweise auch kleinste Hilfeleistungen.

Von solchen Partnern hören Sie Sätze wie:

- »So schlimm kann das doch nicht sein.«
- »Stell dich nicht so an.«
- »Wegen dem bißchen Husten brauchst du nicht gleich zum Arzt rennen.«
- »Glaub bloß nicht, du kannst jetzt alle Arbeit liegenlassen und krankfeiern.«
- »Reiß dich zusammen.«
- »Laß dich nicht gehen.«

Hinter solch einer Haltung ist oft eine tiefgehende Angst des Partners vor jeder Krankheit verborgen: Er weiß nicht, wie er sich Ihnen gegenüber verhalten soll. Das verbirgt er hinter rüder Abwehr. Die schädlichen Folgen seines Verhaltens für Sie liegen auf der Hand:

- Sie fühlen sich gezwungen, trotz Krankheitserscheinungen noch Tätigkeiten nachzugehen, die Ihre Beschwerden oft deutlich verschlechtern.
- Sie stehen ständig unter seelischer Anspannung, weil Sie wissen, daß ein erneuter Ausbruch der Krankheit wieder zu Auseinandersetzungen mit dem Partner führt.
- Sie können sich nicht offen um eine Lebensweise bemühen, die den wechselnden Zuständen Ihres Asthmas angepaßt ist.
- Ihr Partner zwingt Sie, Ihre Beschwerden dramatisch zu steigern, weil er Sie erst dann ernst zu nehmen bereit ist, wenn Sie »völlig am Boden zerstört« sind. (Bei abwehrenden Partnern sind besonders dramatische Krankheitsverläufe des Asthmatikers üblich.)
- Ihre Partnerschaft wird gefährdet, denn eine derartige Ablehnung gegenüber einem wichtigen Lebensbereich muß bei Ihnen ebenfalls zur Abwehr und Aggression führen.

Was können Sie tun, wenn Sie bei Ihrem Partner solche Abwehrhaltungen spüren?

- Reden Sie mit ihm in einer ruhigen Stunde.
- Sagen Sie ihm, daß Sie genau wie er am liebsten ständig gesund wären.
- Erinnern Sie ihn an eine konkrete Bemerkung, die Sie besonders verletzt hat. Fragen Sie Ihren Partner, ob er gemerkt hat, daß Sie davon sehr betroffen waren.
- Versuchen Sie, ihm Ihre körperlichen Empfindungen in den verschiedenen Stadien eines Anfalls zu beschreiben.
- Sagen Sie ihm, daß Sie die Erfahrung gemacht haben, daß langes Abwarten ohne Änderung der Lebensweise die Atembeschwerden nur verschlimmert.
- Erinnern Sie ihn an die Situation, wo Sie aufgrund langen Wartens und Überforderung zum Notfall wurden.
- Sagen Sie ihm, daß Sie sehr viel gesünder und arbeitsfähiger wären, wenn Sie schon auf erste Alarmzeichen reagieren könnten.

Die abwehrende Haltung Ihres Lebenspartners ist sicher um so schlechter zu ändern, je unbewußter ihm seine eigene Einstellung ist. Im Gegensatz zur überbeschützend-bevormundenden Haltung, die aus gutgemeinter, aber falsch verstandener Zuwendung resultiert, gibt es für Abwehr oft tiefere Gründe, die durch Gespräche nicht ohne weiteres zu ändern sind.

Sprechen Sie deshalb möglichst mit Ihrem Arzt, wenn Sie merken, daß Ihre Krankheit von Ihrem Lebenspartner ständig unterbewertet wird. Vielleicht kann der Arzt aufgrund seiner fachlichen Autorität Ihren Lebenspartner davon überzeugen, daß Sie während Ihrer Krankheitsphasen seelische und körperliche Unterstützung brauchen.

Ihr Lebenspartner kann sich Ihnen gegenüber nur dann richtig verhalten, wenn Sie ihm dabei helfen, indem Sie ihm klar zu erkennen geben, wie Sie sich jeweils fühlen. Atembeschwerden sind ja nicht in jedem Fall sofort erkennbar.

Wenn Sie Ihren Partner über eine spürbare Verschlechterung nicht informieren, wird er Ihre Verhaltensweisen mißverstehen. Das passiert vor allem oft dadurch, daß Sie als Asthmatiker in Krankheitsperioden aufgrund Ihrer Atemlage nur knapp und kurz antworten. Wer über Ihren momentanen Zustand nicht Bescheid weiß, kann das leicht als Unfreundlichkeit mißverstehen und entsprechend reagieren. Ein wirklich partnerschaftliches Verhältnis, das für beide hilfreich und befriedigend ist, kann nur im Lauf der Zeit geübt werden. Sie sollten mit Ihrem Lebenspartner in regelmäßigen Abständen – auch in gesunden Zeiten! – Gespräche darüber führen, wie Sie gegenseitig Ihr Verhalten in bezug auf das Asthma empfinden. Mißverständnisse können so ausgeräumt werden, angemessene und hilfreiche Verhaltensweisen werden bestärkt.

Vielleicht merken Sie erst nach längerer Zeit, wie selbstverständlich Ihr Asthma in das gemeinsame Leben integriert werden konnte, wenn Sie von Bekannten nach Besonderheiten in Ihrem Leben gefragt werden – und auf diese Frage nur schwer eine Antwort finden.

Der Asthmatiker und seine Kinder

Jede chronische Krankheit eines Elternteils stellt für Kinder eine besondere Belastung dar. Die Aufgabe, Kinder zu erziehen und zu versorgen, läßt sich oft nur schwer mit den Belastungen einer Krankheit vereinbaren.

Da in aller Regel noch immer die Mutter den entscheidenden Einfluß auf die Erziehung und die Versorgung der Kinder hat, zeigen die folgenden Punkte vor allem mütterliche Verhaltensweisen auf, die die Ursache in der Asthmaerkrankung haben.

- Sie haben Ihr Asthma vielleicht geerbt oder Sie haben auch so Angst, daß Ihre Kinder wie Sie an Asthma erkranken könnten. Das kann berechtigt sein, denn eine Neigung zur Erblichkeit von Allergie und Asthma besteht in manchen Fällen. Vermeiden Sie es aber, Ihr Kind deshalb übermäßig »in Watte zu packen«. Eine Erkältung, Husten oder auch eine Bronchitis im frühen Kindesalter sind keinesfalls schon Hinweise auf eine »schwache Konstitution« oder eine »ungünstige Erbanlage«. Ihr Kind wird sich gesundheitlich und seelisch am besten entwickeln, wenn es alles tun darf, was für ein Kind seines Alters normal ist, und wenn es nicht »vorbeugend« schon als krank betrachtet wird. Bei Untersuchungen durch den Kinderarzt sollten Sie aber ruhig auf Ihre eigene Erkrankung hinweisen, damit er eventuelle Krankheitszeichen richtig einordnen kann.
- Manche Eltern möchten ihr Kind möglichst nichts von ihrem Asthma wissen lassen. Sie verbergen ihre Krankheit, so gut es geht, oder schieben andere Erkrankungen vor, die sie für harmloser halten (»Mutter hat Kopfschmerzen, spielt leise!«). Bitte beachten Sie: Wenn Ihr Kind nicht weiß, welche Beschwerden Sie haben, dann kann es Ihre Handlung nicht verstehen, und es versteht Ihre Reaktionen falsch. Wenn Sie seine Fragen an Tagen mit Asthma nur kurz und knapp beantworten und auch körperliche Zärtlichkeiten ablehnen, fühlt Ihr Kind nur die Unfreundlichkeit, die scheinbar dahintersteckt. (Wenn Sie als Ausgleich Ihrem Kind dann noch Bonbons schenken, weiß es gar nicht mehr, woran es bei Ihnen ist.) Genausowenig ist es für Ihr Kind verständlich, weshalb Sie einmal mit zum Spielplatz gehen und ein anderes Mal nicht. Ohne eine sachgerechte Begründung bekommt es den Eindruck, daß Sie mit ihm nach Lust und Laune machen, was Sie wollen. Erklären Sie Ihrem Kind deshalb in verständlicher Form, welche Auswirkungen Ihre Krankheit für Sie hat.

- Wenn Sie aufgrund Ihrer körperlichen Verfassung eine Bitte des Kindes nicht erfüllen können, dann begründen Sie das bitte! Vielleicht können Sie ihm gleichzeitig ein vernünftiges Ersatzangebot machen? (»Ich kann heute nicht mit dir schwimmen gehen, ich krieg wenig Luft. Hättest du nicht Lust, daß wir uns auf den Balkon setzen? Ich kann dir dann heut erklären, wie Halma geht.«)
- Machen Sie Ihrem Kind möglichst keine termingebundenen Versprechungen, deren Erfüllung Sie aufgrund eventueller Krankheitserscheinungen verschieben oder ganz ablehnen müssen. Gleichen Sie diesen Verzicht auf Vorteile, die viele andere Kinder haben, dadurch aus, daß Sie öfter mit Ihrem Kind spontan etwas unternehmen, wenn es Ihnen gutgeht.
- Viele Mütter neigen dazu, bei asthmatischen Beschwerden Ihre Kinder abzuschieben (»Spiel bloß draußen« – »Geh rüber zu deinem Freund«).

  Manchmal ist das nicht vermeidbar. Lassen Sie Ihr Kind dann aber deutlich fühlen, daß es Ihnen nicht einfach lästig ist, sondern Ihnen durch seine Handlungen hilft. Sagen Sie ihm z.B., wenn es wiederkommt: »Ich hab' mich heute toll erholt. Lieb von dir, daß du alleine schwimmen gegangen bist.«
- Zeigen Sie Ihrem Kind Wege, wie es Ihnen helfen kann, und loben Sie es für seine Hilfe (»Ich muß zum Arzt. Wenn du mitkommst, brauch ich dich nicht alleinzulassen, und ich fühl' mich viel sicherer.« – »Mein Inhalator liegt noch im Auto. Holst du ihn mir? – Ohne dich würde es mir bestimmt viel schlechtergehen.«)
- Lassen Sie es Ihr Kind nicht fühlen, wenn es für Sie durch unvermeidliche Umstände zur Belastung wird.

  »Ohne euch würde es mir bessergehen« – »Ihr macht mich krank« – »Wenn ich euch bloß ein paar Wochen nicht um die Ohren hätte« – »Du bringst mich noch ins Grab« – mit solchen Bemerkungen richten Sie bei Ihrem Kind unabsehbaren Schaden an.

- Fordern Sie nur dann von Ihren Kindern aktive Rücksicht, wenn Sie das realistischerweise erwarten können. Ansonsten müssen Sie versuchen, die Belastungen durch eine Änderung der Situation zu vermeiden: Leiten Sie die Kinder z.B. an, im Badezimmer selbst zurechtzukommen, wenn Sie die feuchtwarme Luft manchmal nicht vertragen. Versuchen Sie, Ihre Kinder zur Teilnahme in Vereinen und Clubs zu interessieren. Versuchen Sie, alles zu tun, damit die Schonung, die Sie zeitweilig brauchen, nicht auf Kosten der Kinder geht.
- Wenn Ihr Kind einmal einen schweren Anfall bei Ihnen miterleben mußte, dann hat es Angst um Sie. Diese Angst wird um so größer sein, je weniger Sie ihm – entsprechend seinem Verständnis – über Ihre Krankheit erklären.
  Sagen Sie Ihrem Kind vor allem deutlich, daß es sich nicht zu sorgen braucht, daß Sie bald sterben könnten.

Sie sehen aus den angeführten Punkten, daß es in Ihrer Hand liegt, ob Ihr Kind aufgrund Ihrer Krankheit ängstlich, verunsichert, verzogen wird oder ob es bei Ihnen eine Fähigkeit lernen kann, die vielen anderen Kindern und den meisten Erwachsenen fehlt: aktive Rücksichtnahme auf die Schwierigkeiten anderer Menschen ohne falsches Mitleid und Wehleidigkeit.

Freunde, Verwandte, Bekannte

Freunde, Bekannte und Verwandte, die mit Ihnen nicht in direkter Lebensgemeinschaft wohnen, kennen Ihr Asthma nur selten aus direktem Miterleben. Nur manchmal bekommt dieser Personenkreis mit, daß Sie plötzlich nach Luft ringen, daß Sie als Gastgeber Ihre Freunde früher nach Hause schicken müssen oder daß Sie eine gesellige Runde vorzeitig verlassen.

Können Leute, mit denen Sie nur manchmal zusammen sind, überhaupt durch Verhaltensweisen auf Ihr Asthma Einfluß nehmen? Ja – allerdings auf sehr unterschiedliche Weise.

Überprüfen Sie deshalb bei den folgenden Punkten besonders genau, inwieweit diese für Sie zutreffen. Wenn Ihnen die Verhaltensweisen Ihrer weiteren Umgebung und Ihre Reaktionen darauf normal vorkommen und Ihnen keine Probleme bereiten, dann brauchen Sie die hier aufgezeigten Ratschläge nicht zu beachten.

Über Asthma scheint jeder Bescheid zu wissen, und viele Leute halten sich für befugt, Ihnen Tips und Ratschläge zu geben. Mit den besten Absichten werden Ihnen von Freunden, Bekannten und Verwandten Heilungsgeschichten erzählt, Wundermittel angeraten, wird die jetzige Therapie verurteilt usw.

Sie sollten bei solchen Hinweisen zwar für das Besorgtsein und die Hilfsbereitschaft danken, aber weiterhin auf Ihre Therapie vertrauen. Sie wissen ja: Wundermittel gibt es nicht. Was einem anderen geholfen hat, braucht für Sie überhaupt keinen Nutzen zu haben oder kann sogar schaden. Lassen Sie sich nicht verleiten, aus Höflichkeit Mittel auszuprobieren, deren Wirkung Sie nicht abschätzen können. Falls Ihnen ein Hinweis auf ein bestimmtes Medikament, das Ihre Behandlung ergänzen könnte, sinnvoll erscheint, dann fragen Sie am besten Ihren Arzt, der in aller Regel darüber gern Auskunft geben wird.

Im Freundes- und Bekanntenkreis werden Sie normalerweise einem Wechselbad von übertriebener Hilfe und unbedachter Überforderung unterworfen. Man geht aus Rücksicht auf Sie beim Spaziergang extra langsam, obwohl Sie in einer völlig gesunden Phase sind. Man deckt im Sommer den Kaffeetisch draußen im Garten an der »frischen Luft«, obwohl Sie ein Pollenasthma haben. Man stellt das Rauchen ein, obwohl es Sie nicht stört. Oder man raucht, während Sie Atembeschwerden haben. Man zeigt Ihnen bei einer Wohnungsbesichtigung die Küche nicht, weil da »schlechte Luft« ist, obwohl dieser Raum Sie am meisten interessiert. Man bittet Sie, noch ein Stündchen zu bleiben, »es wird schon besser, komm, trink noch einen«, obwohl Ihnen klar anzusehen ist, daß es Ihnen nicht gutgeht.

Obwohl es sehr schwer ist: Besserwisserei, Bevormundung und Überforderung müssen Sie – genauso wie im engsten Familienkreis – abwehren.

Sagen Sie den betreffenden Personen, möglichst in einer konkreten Situation, daß Sie die gezeigte Besorgnis sehr freundlich finden, daß Sie aber durch eigene Krankheitserfahrung Ihre Grenzen am besten kennen und wissen, was Sie sich zumuten können. Treten Sie dabei aber nicht gewaltsame Beweise für Ihr gutes Befinden an, die den gegenteiligen Effekt haben könnten!

Sagen Sie bei Überforderung genauso klar, was Sie nicht können, und richten Sie Ihr Verhalten konsequent an Ihrem körperlichen Zustand aus.

Vor allem die Personen, die Ihnen näherstehen, sollten durch eine genauere Information erfahren, daß Sie sich in gesunden Perioden völlig anders verhalten müssen als bei Atembeschwerden. Erkennen Sie an, daß dieses ständig wechselnde Verhalten beim Asthmatiker es den anderen oft erschwert, Ihr Verhalten zu verstehen: Wer heute einen Waldlauf machen kann, darf nach allgemeiner Vorstellung nicht am nächsten Tag so krank sein, daß er kaum eine Treppe steigen kann. Wer einmal ohne Schaden in der Gesellschaft von Rauchern gesessen hat, handelt für die anderen unverständlich, wenn er ein anderes Mal um Rauchverzicht bittet.

Vermeiden Sie es, wann immer es geht, längerfristig termingebundene Versprechungen zu machen, und besprechen Sie es mit dem Betroffenen, wenn Sie einmal aus gesundheitlichen Gründen eine Verabredung nicht einhalten konnten. Wenn Sie in solchen Situationen Ihr Asthma nicht erwähnen, dann würden Sie in kurzer Zeit überall als unzuverlässig und unberechenbar gelten. Das passiert manchem Asthmatiker – es ist aber nicht nötig.

Ziehen Sie nicht die falsche Konsequenz, auf Kontakte außerhalb der Familie, Besuche und gemeinsame Unternehmungen ganz zu verzichten. Berücksichtigen Sie die Unsicherheiten der anderen, und gehen Sie auf die anderen zu! Sie brauchen als chronisch Kranker besonders Kontakte, die geordnet und befriedigend sind. Selbstgewählte oder von anderen verordnete Einsamkeit würde dazu führen, daß Sie sich übermäßig auf Ihr Leiden konzentrieren, das dann um so häufiger auftritt.

Der Umgang mit den Menschen am Arbeitsplatz

Wenn Sie berufstätig sind, dann verbringen Sie einen großen Teil Ihres alltäglichen Lebens an Ihrem Arbeitsplatz. Die Bedeutung, die das Asthma für Sie hat, kann im Lebensbereich Beruf natürlich nicht ausgeklammert werden.

Wann Sie aus gesundheitlichen Gründen einen Berufswechsel in Erwägung ziehen sollten, wurde schon besprochen. Diese Entscheidung müssen Sie ja weitgehend unabhängig davon treffen, ob Sie mit Ihren Kollegen ein angenehmes Verhältnis haben oder nicht.

In welchem Ausmaß Sie sich in Ihrem Beruf wohl fühlen, das kann allerdings entscheidend dafür sein, wie Sie Ihr Asthma erleben. Umgekehrt zieht Asthma fast immer Folgen nach sich, die dazu beitragen, daß Sie sich im Beruf nicht wohl fühlen können.

Das sind die wesentlichsten Gründe dafür:

- Sie sind häufiger krank als andere. Diese Krankheitsperioden treten oft sehr schnell ein und dauern nicht sehr lange. Für Ihre Arbeit hat das verschiedene Folgen:
- Entweder bleibt dringende Arbeit liegen – falls Sie an einem Arbeitsplatz sind, wo Sie unersetzlich und nicht vertretbar sind.
- Oder Arbeitsprozesse, die eventuell von Ihrer Tätigkeit abhängen, werden verhindert.
- Oder Ihre Arbeit muß von anderen erledigt werden, oft zusätzlich zur eigenen Arbeit.

All dies trägt nicht dazu bei, einen Asthmatiker bei Vorgesetzten, Kollegen oder Untergebenen beliebt zu machen. Im Gegenteil: Sie werden offen oder versteckt Vorwürfe bekommen, und das, was Sie tun, wird auch rein sachlich dadurch schwieriger zu bearbeiten sein.

Der Versuch, dagegen anzugehen, macht das Arbeitsklima oft noch schlimmer:

- Sie neigen dazu, sich in beginnenden Krankheitsperioden zu überfordern. Sie versuchen, so lange wie es irgendwie geht, im normalen Arbeitsprozeß mitzuhalten, oder Sie versuchen, bei beginnender Verschlechterung der Atemlage vorzuarbeiten. Erschöpfung und Streß verschlimmern dadurch aber die Krankheitszeichen und führen zu dem, was Sie vermeiden wollten: Arbeitsunfähigkeit wegen Asthma.
- Wenn man Ihnen Ihre Krankheit nicht ansieht, haben Sie zusätzliches Pech. Sie stoßen vielleicht auf die Meinung, unter dem Vorwand Ihres Asthmas »krankzufeiern« und sich ein paar schöne Tage zu machen.
  Zu dem körperlichen Leiden kommt für Sie damit zusätzlich ein schlechtes Gewissen oder das Gefühl, nicht ernst genommen zu werden.
- Sind Ihre Krankheitserscheinungen dagegen offensichtlich, werden Sie früher oder später den Ratschlag hören, sich zu überlegen, ob ein anderer Beruf oder die völlige Aufgabe der Berufstätigkeit für Sie nicht besser wäre.
  Dabei werden die wirtschaftlichen und persönlichen Folgen für Sie kaum bedacht. Diese Ratschläge sind oft nicht einmal gutgemeint. Sie spüren deutlich, daß man Sie abschieben möchte.
  Ohne Zweifel stellt Ihr Asthma im Berufsleben eine erhebliche Behinderung Ihrer Möglichkeiten dar, weil Sie nicht generell mit Verständnis, Hilfe und Rücksichtnahme rechnen können. Asthmatiker werden selten für Beförderungen vorgeschlagen, und sie werden, wenn es geht, auf relativ unwichtige Arbeitsplätze abgeschoben. An vielen Arbeitsplätzen läßt sich das nicht vermeiden.
  Um nicht in den Augen der anderen zum unbeliebten, unzu-

verlässigen, eventuell sogar arbeitsscheuen Kollegen zu werden, können Sie von sich aus einige wirksame Maßnahmen ergreifen.

Zögern Sie nicht, negativen Reaktionen auf Ihre Krankheit am Arbeitsplatz entgegenzusteuern.

Hier sind einige Hinweise dafür. Für Ihre spezielle Situation fallen Ihnen vielleicht noch mehr Möglichkeiten ein.

- Scheuen Sie sich nicht, am Arbeitsplatz und während der Arbeit Medikamente zu nehmen, wenn Sie sie brauchen. Tun Sie dies ganz selbstverständlich, aber nicht demonstrativ.
  Ihre Kollegen sehen daran, daß Sie Ihre Krankheit bekämpfen. Sie schließen eventuell von sich aus aus der Häufigkeit der Anwendung von Aerosolen auf den Grad Ihrer Beschwerden und können Rücksicht nehmen.
- Sagen Sie Ihren Kollegen (Vorgesetzen, Untergebenen), daß Sie Asthma haben. So stoßen Sie auf mehr Verständnis, als wenn Sie immer wieder aus unbekannten Gründen fehlen. Das plötzlich anfallartige Auftreten von Asthma ist im allgemeinen bekannt. Dramatisieren Sie Ihre Krankheit aber nicht!
- Wenn Sie die Möglichkeiten haben: Arbeiten Sie in *gesunden* Zeiten vor, und nicht erst dann, wenn Sie beginnende Krankheitszeichen spüren. Sie haben dann die Möglichkeit, bei Krankheitszeichen etwas kürzer zu treten, anstatt sich gerade dann zu überfordern. Mancher Fehltag ist so zu verhindern.
- Wenn es für Ihren Beruf von Bedeutung ist: Halten Sie Ihren Arbeitsplatz so in Ordnung, daß er jederzeit von anderen übernommen werden kann, ohne daß der Zustand Ihrer Arbeitsmaterialien Ärger hervorruft.
- Überprüfen Sie für sich genau, welche der beiden folgenden Verhaltensweisen an Ihrem Arbeitsplatz günstiger für Sie ist und die besseren Auswirkungen hat:
  1. Sie können bei deutlichen Krankheitszeichen ankündigen, daß Sie eventuell morgen fehlen könnten.
  Man kann sich dann planend auf Ihr Fehlen einstellen. Allerdings könnten Sie in Verdacht geraten, Ihr Fehlen selbst zu sehr

zu planen. Wenn Sie wider Erwarten gesund bleiben, bringt Ihr Erscheinen dann eventuell erneute Unruhe in den Arbeitsprozeß.

2. Sie können sich aber auch ganz Ihrem Krankheitsverlauf überlassen und sich erst dann krank melden, wenn die Arbeitsunfähigkeit voll eingetreten ist. So vermitteln Sie keine falschen Erwartungen in bezug auf Ihr Krank- oder Gesundsein. Die Kollegen merken nicht schon im Vorfeld der Erkrankung (die vielleicht gar nicht voll zum Ausbruch kommt), daß Sie eventuell durch Ihr Fehlen den Arbeitsprozeß stören werden.

Eine eventuell mögliche Planung (Vertretung, Ersatz) wird allerdings so verhindert.

- Überprüfen Sie, ob es für Sie günstig sein könnte, sich um die Anerkennung als Schwerbehinderter zu bemühen.

  Je nachdem, wie man an Ihrer Arbeitsstelle das Problem Behinderung betrachtet, könnten Sie als Folge mehr Rücksicht erwarten oder sich endgültig als nicht vollwertiger Mitarbeiter fühlen.

  Auf alle Fälle schützen Sie sich weitgehend vor dummen Bemerkungen und Sticheleien.

  Konkrete Arbeitserleichterungen, auf die Sie eventuell einen Anspruch haben, führen dazu, daß Sie Ihren Fähigkeiten entsprechend angemessener arbeiten können und so durch Fehlzeiten und Ausfälle nicht mehr auffallen. Der besondere Kündigungsschutz sichert Sie vor allem dann, wenn Sie wegen Ihrer Fehlzeiten Angst vor Entlassung haben müssen.

Die Berufssituationen, in denen Asthmatiker stehen, sind sehr unterschiedlich, und mehr als allgemeine Ratschläge kann man kaum geben. Anhand der aufgeführten Punkte wird es Ihnen sicher nicht schwerfallen, für sich selbst eine »Arbeitsplatzanalyse« zu erstellen, um die Faktoren zu bestimmen, die in Ihrem Berufsleben aus Ihrem Asthma resultieren oder sich auf Ihr Asthma auswirken.

Gehen Sie dabei am besten so vor:

- Nehmen Sie einen Zettel und schreiben sich alle Faktoren auf, von denen Sie annehmen, daß sie Ihre Arbeitsplatzsituation *aufgrund des Asthmas* beeinflussen.
- Lassen Sie sich Zeit zum Überlegen.
- Schreiben Sie dann für jeden Faktor einen gesonderten Zettel.
- Überlegen Sie nun für jeden Bereich etwa fünf Minuten lang, wie er durch Ihr aktives Handeln vielleicht günstig zu beeinflussen ist. Schreiben Sie diese Handlungsschritte auf.
- Ordnen Sie die Zettel nach der Wichtigkeit, die die angestrebten Veränderungen für Sie haben.

Sie können dann im Lauf eines längeren Zeitraums (mindestens mehrerer Wochen) versuchen, die Bedingungen Schritt für Schritt zu ändern, die Sie an Ihrem Arbeitsplatz im Einfluß auf das Asthma stören. Versuchen Sie aber nicht, unbefriedigende Situationen durch einen Gewaltakt umzuändern, indem Sie sich sofort völlig anders verhalten wollen oder Ihren Kollegen Ihre Forderungen an den Kopf werfen. Sie riskieren so oft nur Unverständnis.

Manchmal wird Ihnen auch eine schrittweise Veränderung nicht gelingen. Überlegen Sie dann:

- ob Sie etwas erwarten, was unmöglich ist (z.B. Gleichgültigkeit der Kollegen gegenüber Ihrem Fehlen);
- ob Sie etwas falsch gemacht haben (z.B. demonstratives Zurschaustellen von Krankheitszeichen);
- ob Sie Bedingungen übersehen haben, die unbewußt mitwirken.

Ändern Sie dann eventuell die geplanten Handlungsschritte.

Die Aufmerksamkeit, die Sie den Verhaltensweisen an Ihrem Arbeitsplatz widmen sollten, und die Energie, die Sie in Veränderungsversuche investieren, sind nicht umsonst, und sie dienen nicht nur der Verbesserung des Arbeitsklimas, sondern dadurch auch direkt Ihrer Gesundheit. Für Ihr Selbstbewußtsein ist es ungeheuer wichtig, daß Sie sich am Arbeitsplatz als vollwertiges

Mitglied betrachten können. Das Gefühl der Unfähigkeit und des Ungenügens am Arbeitsplatz kann dagegen aufgrund körperlicher Prozesse zu dramatischen Verschlechterungen Ihrer Krankheit führen, wenn es über die notwendigen Einschränkungen hinausgeht, die Ihnen vom Asthma aufgezwungen werden.

Es liegt zum großen Teil in Ihrer Hand, dies zu verhindern.

Die allgemeine Öffentlichkeit

Auch im Grunde völlig nebensächliche Begegnungen mit anderen Menschen können für Sie durch Ihr Asthma zum Problem werden und rückwirkend körperliche und seelische Störungen herbeiführen, wenn Sie nicht die richtigen Verhaltensweisen entwickeln.

Überlegen Sie doch einmal, wie Sie z.B. folgenden Personen in gesunden und kranken Zuständen gegenübertreten würden:

- dem Verkäufer im Bekleidungsgeschäft;
- jemandem, der Ihnen im Restaurant gegenübersitzt;
- jemandem, den Sie zufällig im Urlaub treffen und mit dem Sie in näheren Kontakt kommen.

Gehören Sie auch zu den Asthmatikern, denen es naheliegt, zu jeder Gelegenheit von Ihren Beschwerden zu berichten, auch wenn daraus keine konkrete Hilfe erwachsen kann? Erzählen Sie beim Einkauf spontan, wie schwer es Ihnen gleich fallen wird, die gekauften Dinge nach Hause zu transportieren? Setzen Sie bei einer Zufallsbekanntschaft das unverbindliche Gespräch übers Wetter gleich mit Bemerkungen fort, wie sehr Sie unter diesem Wetter leiden oder wie sehr es Ihnen im Moment guttut? Loben Sie am Urlaubsort jedem gegenüber, den Sie treffen, gleich den positiven Einfluß des Klimas auf Ihre Krankheit?

Sie sollten sich darüber klar sein, was Sie da tun: Sie versuchen, Mitleid, Bedauern und Bewunderung der anderen zu erregen und genießen dies. Es tut Ihnen gut, über Ihre Krankheit zu sprechen. An konkreten Hilfestellungen liegt Ihnen dabei gar nichts.

Wenn Sie sich solche Haltungen zur Gewohnheit werden

lassen, interessieren Sie sich bald nur noch für Ihr Asthma, und Sie können über wenig andere Dinge mitreden. Sie tragen außerdem zur Verschlechterung Ihres Krankheitsverlaufs bei, wenn Sie Ihr gesamtes Umfeld so gestalten, daß immer Ihre Krankheit im Mittelpunkt steht.

Das betonte Beachten aller möglichen Krankheitsanzeigen und ihrer Vorboten (Wetter, Anstrengung, Klima) führt zum häufigeren Auftreten von Asthma!

Außerdem: Die meisten Leute, die von Ihrem Asthma nichts wissen, merken Ihnen nichts an und verhalten sich dann, wenn es Ihnen gutgeht, Ihnen gegenüber völlig normal. Das ist auch für Sie selbst das beste! Durch Ihre ständigen Hinweise auf Ihre Krankheit provozieren Sie aber bei den anderen ein Verhalten, das vermeintlich Ihre Behinderung berücksichtigt, aber als spontanes Verhalten oft falsch ist (siehe oben) und für Sie negative Auswirkungen hat.

Bei fremden Personen und bei Menschen, denen Sie nur sehr selten begegnen, sollten Sie Ihr Asthma deshalb nur dann erwähnen, wenn Sie konkret Hilfe brauchen und diese Hilfestellung durch Ihre Erkrankung begründen *müssen*:

So ist es dem Taxifahrer egal, weshalb Sie seinen Dienst in Anspruch nehmen. Einem Nachbarn müßten Sie sagen, weshalb Sie ihn bitten, Sie zum Arzt zu fahren. – Der Verkäufer im Bekleidungsgeschäft wird Ihr schweres Atmen auf die stickige Luft zurückführen, die auch ihm zu schaffen macht. Sie können ihn ruhig in dem Glauben lassen – er würde Sie nicht aus Mitleid besser bedienen! Bei einem Behördenbesuch sollten Sie dagegen begründen, weshalb Sie den Sachbearbeiter bitten, die Zigarette auszumachen. – Wenn Sie als ältere Person jemanden bitten, Ihren Koffer zu tragen, brauchen Sie dafür keine weiteren Erklärungen abgeben. Sind Sie dagegen jung und womöglich noch männlich, kann eine Begründung Ihres Anliegens angebracht sein.

Hüten Sie sich aber auch davor, Ihre Krankheit unbedingt verbergen zu wollen, denn die Folgen sind klar: Überforderung,

Versäumnis rechtzeitiger Verhaltensänderung, Verschlimmerung der Krankheit.

Lernen Sie es, rechtzeitig um Hilfe zu bitten, wenn Sie Hilfe brauchen – aber *nur dann*!

Warten Sie im Zweifelsfall nicht ab, bis die anderen auf Sie zutreten und sich nach Beschwerden und Hilfsmöglichkeiten erkundigen.

Manche Asthmatiker, die beginnende Beschwerden fühlen, übertreiben diese Beschwerden durch deutliches Heben des Brustkorbs und laut prustendes Ein- und Ausatmen, um die anderen auf sich aufmerksam zu machen und so die momentane Hilfsbedürftigkeit darzustellen.

Wenn diese Atmungsweise nicht direkt schädlich wäre und Bronchialkrämpfe nicht deutlich verstärken und hervorrufen würde, dann wäre gegen solche Körpersignale nichts einzuwenden, denn sie führen meist zum gewünschten Ziel – dem Anbieten von Hilfe.

Weil es aber schädlich ist, sollten Sie besser Ihrer Umgebung *sagen*, was Sie fühlen. Meist reicht die Bemerkung: »Ich habe gerade Atembeschwerden.« Wenn Sie dann äußern, welchen konkreten Wunsch Sie haben und welche Hilfe Sie benötigen, werden Sie sie meist bekommen.

Lassen Sie den anderen fühlen, daß er Ihnen helfen konnte; überschwenglicher Dank bis zur Unterwürfigkeit ist aber fehl am Platz.

Ihr Mitmensch ist Ihnen gegenüber ja kein barmherziger Wohltäter, sondern er leistet Ihnen eine selbstverständliche Hilfe in besonderer Situation, und auf seine Rücksicht haben Sie einen Anspruch.

Asthma als Mittel zum Zweck? – Erpressen Sie nicht Ihre Umwelt!

Sie wissen nun, daß Sie in manchen Situationen Hilfe und Rücksicht brauchen und dabei ab und zu Ihre Umgebung auf Ihr Asthma hinweisen müssen, um die sachgemäßen Hilfestellungen zu erlangen, die Sie brauchen, um eine Verschlechterung zu vermeiden und eine Verbesserung anzustreben. Ihre Aufforderung an Ihre Umgebung, Ihr Asthma zu berücksichtigen, ist gut und richtig.

Wie allen chronisch Kranken liegt es auch uns Asthmatikern aber nahe, die Krankheit als Argument zu benutzen, um Ziele zu erreichen, die mit dem Asthma überhaupt nichts zu tun haben. Irgendwann haben auch Sie sicher einmal erfahren, daß der Hinweis auf Ihr Asthma Ihnen Vorteile verschafft, Ihnen bestimmte Dinge erleichtert oder Ihnen angenehme Bedingungen erzeugt.

Solche Tricks sind unehrlich. Die Umgebung nimmt sie oft sehr schnell wahr und empfindet sie als sehr unangenehm. Sie verhindern die Entwicklung freundlicher und partnerschaftlicher Gefühle und die tatsächliche Rücksichtnahme im Krankheitsfall. Damit wirken Sie negativ auf Ihr gesamtes Empfinden zurück.

Hier die wichtigsten Punkte, die Sie vermeiden müssen:

1. Begründen Sie keine Ihrer Verhaltensweisen mit Asthma, weil Sie die wahren Gründe nicht zugeben wollen.

Sagen Sie Ihrem Partner also nicht, daß Ihr Asthma Sie an der Teilnahme im Tanzclub hindert, sondern geben Sie zu, daß Sie dazu keine Lust haben.

Sagen Sie Ihren Bekannten nicht, daß Sie wegen Ihres Asthmas nicht zur Geburtstagsfeier kommen, sondern geben Sie zu, wenn Sie für diesen Abend schon etwas anders vorhaben.

Schützen Sie nicht Ihr Asthma als Grund für Ihr Fehlen am Arbeitsplatz vor, wenn andere Gründe vorliegen.

2. Benutzen Sie Asthma nicht als zusätzliche Begründungshilfe zur Durchsetzung von Zielen, die Sie anders genausogut erreichen können.

Wenn Sie den Wunsch haben, daß Ihr Partner eine Besorgung für Sie erledigt, können Sie ihn darum ohne weiteres bitten, ohne zusätzlich Ihre leichten Atembeschwerden zu erwähnen.

Wenn sich im Geschäft jemand vordrängelt, können Sie auf Ihrem Recht bestehen, ohne daraufhinzuweisen, daß Sie schweres Asthma hätten (wenn es nicht gerade ein guter Bekannter ist, macht Ihr Asthma das Vordrängeln des anderen nicht verdammungswürdiger!).

Sagen Sie einem Kollegen, daß er Sie bei der Arbeit stört, ohne Ihr Asthma zu erwähnen. Die Störung ist doch in gesunden Zeiten genauso groß!

3. Erzwingen Sie nicht durch das Argument »Asthma« angenehmere Bedingungen auf Kosten anderer.

Wenn Sie einen bestimmten Urlaubsort bevorzugen, ist es unredlich, dem Partner zu sagen, daß es Ihnen nur dort gutgeht.

Wenn Sie lieber frische, kühle Luft im Zimmer haben, Ihre Gastgeber es aber warm im Zimmer haben, müssen Sie das akzeptieren.

Wenn Sie kein Notfall sind, schaden Sie allen anderen Patienten (und Ihrem guten Ruf), wenn Sie aufgrund Ihres Asthmas Dringlichkeit beim Arzt vortäuschen, um sofort vorgelassen zu werden.

4. Fliehen Sie nicht durch den Hinweis auf Asthma vor Unannehmlichkeiten.

Wenn Sie an einem Tag im Gegensatz zu Ihrem Partner keine Lust auf sexuelle Aktivitäten haben, können Sie ihm dies auch klarmachen, ohne auf Ihre Krankheit hinzuweisen (es könnte sonst dazu kommen, daß er Sie aus Rücksicht auch dann mit Zärtlichkeiten verschont, wenn Sie es wollen!).

Eine Einladung zu Nachbarn, die Ihnen nicht sehr sympathisch sind, können Sie kaum abschlagen. Schieben Sie nicht Ihr Asthma vor!

Wenn unangenehme Arbeiten keinen Schaden an Ihrer Gesundheit anrichten, dann müssen Sie sie erledigen. Sie werden dafür schließlich bezahlt.

5. Verschaffen Sie sich keine Vorteile, die nicht durchs Asthma gerechtfertigt sind.

Auf die Ausnutzung von finanziellen Ermäßigungen im Kino, Theater, Schwimmbad aufgrund des Schwerbehindertenausweises sollten Sie verzichten, denn das steht in keiner Beziehung zum Asthma, es sei denn, Sie müßten erhebliche Teile der Behandlungskosten selbst tragen.

Besonders günstige Sitzplätze, Extraarbeitsräume u.ä. stehen Ihnen nicht ohne weiteres zu.

6. Zwingen Sie nie andere Leute durch das Argument Asthma zu Verhaltensweisen, die diese sonst nicht an den Tag legen.

Es gibt keine Veranlassung dafür, daß Ihr Lebenspartner Sie keine Sekunde allein lassen darf – erzwingen Sie das deshalb nicht mit dem Argument Asthma, weil Sie es aus anderen Gründen so wünschen.

Es gibt keinen Grund, daß nur Ihretwegen auf einer großen Familien- oder Vereinsfeier alle Leute das Rauchen einstellen.

Es ist in höchstem Maße unfair, die Kollegen zur Übernahme bestimmter Arbeiten zu veranlassen, wenn dazu kein Grund besteht.

7. Erzwingen Sie nicht aufgrund Ihres Asthmas Zuwendung, die Sie sonst nicht bekommen würden.

Partnerschaftsprobleme werden Sie nicht dadurch lösen, daß Sie in Beschwerdezeiten immer wieder zärtliche Zuwendung verlangen.

Bekannte, die Sie nur dann besuchen, wenn Sie sie informieren, daß es Ihnen nicht gutgeht, sind keine ausreichenden Kontakte für Sie, denn es sind nur Pflichtbesuche, die Ihnen da geleistet werden.

Wenn Sie das Gefühl haben, daß Ihre Arbeit nicht anerkannt wird, können Sie zwar dafür sorgen, daß Ihnen gesagt wird, »wie toll das ist, was Sie trotz Ihres Asthmas noch leisten«. An der tatsächlichen Bewertung Ihrer Arbeit durch andere ändert das aber nichts.

8. Benutzen Sie Ihr Asthma nicht, um anderen Vorwürfe zu machen.

Wenn Ihr Partner manchmal unfreundlich zu Ihnen ist, dann ist das sicher nicht angenehm, aber wohl eher harmlos. Wenn Sie ihm dann klagen, wie schlimm dadurch Ihr Asthma wird, sorgen Sie bei ihm für schwerere Schuldgefühle, als vielleicht angebracht sind. Wenn Sie öfters so reagieren, wird er sich bald von Ihnen zurückziehen.

Der diffuse Vorwurf »Keiner nimmt Rücksicht auf mein Asthma« wird in geselliger Runde Betroffenheit und Schuldgefühle auslösen: Die anderen haben ja nichts gemerkt oder höchstens gewartet, ob Sie sagen, was Sie wollen. Wenn Sie Ihre Mitmenschen auf diese Weise öfters unter Druck setzen, werden Ihre Kontakte rapide abnehmen!

Zusammenfassung des dritten Kapitels

Die Verhaltensweisen Ihrer Umwelt haben einen Einfluß auf Ihre Einstellung zum Asthma und auf den Krankheitsverlauf selbst.

Auch das Verhalten, das Sie aufgrund Ihres Asthmas anderen gegenüber zeigen, beeinflußt das körperliche und seelische Geschehen.

Die Fehlverhaltensweisen, die Ihnen begegnen, schwanken meist zwischen den Polen »zuviel Schutz« und »Überforderung«. Außerdem werden Sie mit einer Vielzahl von oft gutgemeinten Ratschlägen konfrontiert.

Berücksichtigen Sie bei den meisten Verhaltensweisen Ihrer

Umwelt die gute Absicht. Bedenken Sie aber auch, daß Sie selbst durch Ihr Asthma gezwungen sind, sich oft sehr unterschiedlich zu verhalten. Dies führt bei den anderen leicht zu Mißverständnissen, die ausgeräumt werden müssen.

Ziehen Sie sich aber nicht zurück, und ertragen Sie falsche Verhaltensweisen nicht deshalb, weil Sie fürchten, durch einen Hinweis Ihre Umwelt zu verletzen.

Sie selbst wissen am besten über Ihre Krankheit Bescheid. Sie müssen deshalb auch den anderen helfen, Ihrem Asthma gegenüber die richtigen Verhaltensweisen zu zeigen.

Besonders mit den Personen, mit denen Sie sehr häufig Kontakt haben, sollten Sie öfters darüber sprechen, wie Sie gegenseitig Ihre Verhaltensweisen in bezug auf das Asthma empfinden. Langdauernde Mißverständnisse und Verstimmungen sind so zu vermeiden.

Sagen Sie es aber auch deutlich, wenn jemand Ihnen gegenüber richtig handelt! Sie tragen durch Ihren Dank dazu bei, daß er sich häufiger um solche Verhaltensweisen bemüht.

Zur Änderung unbefriedigender Situationen gibt es fast immer Ansatzpunkte, die nichts erfordern, als daß Sie sich entschließen, schrittweise zu handeln.

Versuchen Sie, keine gewaltsamen Änderungen in Ihrer sozialen Umwelt zu erreichen. Sie haben Zeit, solche Änderungen langsam herbeizuführen, und Sie haben bei schrittweisen Veränderungen besser unter Kontrolle, was sich bei Ihnen und Ihren Mitmenschen verändert.

Die Neigungen, das Asthma zu verwenden, um bestimmte Zwecke zu erreichen, können zu schweren Fehlhaltungen führen, die auf das gesamte Erleben und damit auch auf den Krankheitsprozeß negativ rückwirken.

4. Persönliche Erlebens- und Verarbeitungsweisen beim Asthmatiker

Sicher haben sie sich manchmal schon überlegt, ob Ihr Asthma nicht auch seelische Ursachen haben könnte. Sie denken dabei daran, wie unsicher, ängstlich und voller Spannung Sie sich oft fühlen.

Sie haben beobachtet, daß Ihre Beschwerden manchmal in seelischen Belastungssituationen besonders schlimm sind.

Sie wissen, daß Sie manchmal asthmatische Beschwerden ganz bewußt produzieren und verstärken können, und Sie fragen sich, ob das nicht vielleicht auch unbewußt geschieht. Sie denken daran, wie sehr es Ihren Lebenslauf durcheinanderbringt, daß Sie immer wiederkehrende Beschwerden haben. Sie erleben an sich selbst, daß manchmal Beschwerden von selbst wieder abklingen und ein anderes Mal gleichstarke Beschwerden zum schweren Anfall führen. Das irritiert Sie.

Sie können beruhigt sein: Bis auf extrem wenige Fälle gibt es kein Asthma, dessen alleinige Ursachen im seelischen Bereich liegen. Es ist aber natürlich klar, daß die seelische Verfassung einen Einfluß auf jede Krankheit haben kann: Wenn jemand Probleme hat, erlebt er auch eine einfache Erkältung doppelt so schlimm. Wer Angst hat, sich einen Zahn ziehen zu lassen, hat selbst unter Betäubung starke körperliche und seelische Leiden, die in keinem Verhältnis zum tatsächlichen Schmerz stehen.

Grundsätzlich führen seelische Spannungen zu allgemeinen Verkrampfungen, die sich durchaus in körperlichen Veränderungen niederschlagen: Auch gesunde Menschen atmen bei Aufregung schneller, bei Angst flacher, Herzklopfen ist zu spüren, die Feinmuskulatur verkrampft sich, die Hände zittern. Für solche Spannungsprozesse sind die Atmungsorgane besonders sensibel.

Es ist klar, daß auf diese Weise seelische Spannungen beginnende oder bestehende Atembeschwerden verstärken können. Wenn Sie das mehrfach erfahren haben, dann können auch die Spannungen allein Asthma hervorrufen.

Wenn Sie sich dagegen ein ausgeglichenes persönliches und berufliches Umfeld im Rahmen des Möglichen schaffen, können Ihnen alle Ihre Krankheitsprozesse nicht nur seelisch, sondern auch als körperliche Geschehen wenig anhaben. Um Asthma so gut wie möglich durchzustehen, müssen Sie seelisch also möglichst stabil sein: Die Ratschläge in den vorherigen Kapiteln zeigen Ihnen Wege zu dieser Stabilität auf.

Das Asthma wird aber nicht nur durch seelische Anspannungen verschlimmert, es ruft auch als körperliche Krankheit psychische Reaktionen hervor, denn ein körperlicher Prozeß, und sei er noch so harmlos, bleibt nicht ohne Auswirkungen auf das seelische Wohlergehen. Ein grippaler Infekt kann jeden normalen Menschen völlig umhauen, so daß er während der Krankheitszeit jedes Interesse an seiner Umwelt verliert. – Wenn Sie eine Brille tragen, dann wissen Sie, wie komisch Ihnen in den ersten Wochen war und wie unwohl Sie sich fühlten, wenn Sie an die Öffentlichkeit mußten. – Der Verlust aller Zähne kann für manchen Menschen zum Alptraum werden: Er schließt sich ein, traut sich nicht aus dem Haus, unterbricht alle Kontakte. – Großflächige Hauterkrankungen rufen Umweltreaktionen wie Abwehr und Distanz hervor. Sie müssen vom Kranken seelisch verarbeitet werden.

Genauso ist es bei Ihnen: Sie brauchen ein besonderes Ausmaß an gesunder seelischer Energie, um das direkte körperliche Erleben von Atembeschwerden und die verschiedenen Reaktionsweisen darauf ohne Schaden zu verarbeiten.

Auch dabei hilft eine angemessene Lebensweise im privaten und beruflichen Bereich, wie sie beschrieben wurde, schon sehr deutlich.

Sie sehen: Keine körperliche Krankheit bleibt ohne Auswirkungen auf das seelische Erleben.

Bei Asthma ist die Gesamtheit des körperlich-seelischen Erlebens besonders groß, denn über die Atmungsorgane wird eine Vielzahl seelischer Empfindungen ausgedrückt (Lachen, Weinen, Seufzen, Gähnen, Sprechen).

Das Fremdwort für Krankheitsprozesse, die als Gesamtheit deutlich *körperlich* und *seelisch* bedingt sind, lautet »*Psychosomatische Krankheiten*«. Wenn Sie Angst haben, durch die Bezeichnung Ihres Asthmas als »psychosomatische Krankheit« als verrückt und seelisch krank abgestempelt zu werden, dann brauchen Sie den Begriff nicht zu verwenden, denn er wird tatsächlich oft, vor allem von Laien, aber auch von Ärzten und Psychologen, in dieser Bedeutung verwendet.

Wichtig ist nur, daß Sie wissen: Asthma ist ein körperlicher Prozeß, auf den Sie seelisch reagieren. Diese Reaktionen können oft den körperlichen Zustand verschlechtern. Sehr oft können auch Probleme und Streß die asthmatische Reaktion hervorrufen oder entscheidend verstärken.

Die folgenden Kapitel zeigen typische Reaktions- und Erlebnisweisen in bezug auf das Asthma und weisen Wege der Bewältigung, die sich nicht ohne weiteres aus der Beachtung der Ratschläge der vorherigen Kapitel ergeben.

Stellen Sie selbst fest, an welchen Stellen Ihre eigenen Erfahrungen beschrieben sind, und beachten Sie dann die Ratschläge. Diese Hinweise können Ihnen zu einer besseren Bewältigung Ihrer Probleme mit Asthma verhelfen.

Genausowenig wie Sie vom Arzt eine Heilung erwarten können, genausowenig dürfen Sie aber hoffen, im günstigsten Fall vom Asthma seelisch völlig unberührt zu bleiben.

Wenn Sie bewußt damit umgehen, können Sie es allerdings erstaunlich gut verarbeiten.

Das Erleben der Atmung in gesunden und kranken Zeiten

Fast alle seelischen Erlebnisweisen führen zu körperlichen Prozessen. Eines der empfindlichsten Reaktionsorgane ist die Lunge: Wenn Sie glücklich sind, atmen Sie tief. Wenn Sie traurig und gedrückt sind, atmen Sie flach und langsam. Wenn Sie aufgeregt sind, atmen Sie schneller. Bei Furcht, Angst und Schrecken stockt Ihnen der Atem.

Nur bei ausreichendem Atem können Sie laut lachen. Ob Sie flüssig, frei und tragend sprechen können oder stockend, leise und bedrückt reden, ist von Ihrer Atmung abhängig.

Wenn Sie Atembeschwerden haben, nimmt Ihnen Ihr Körper fast alle Möglichkeiten, die Sie brauchen, um positive Gefühle auszudrücken, besser gesagt: auszuleben. Statt dessen haben Sie ein körperliches Empfinden, wie es kennzeichnend ist für Gefühle wie Angst, Furcht, Trauer und Kummer. Dieses körperliche Gefühl wirkt im Anfall zurück auf Ihr seelisches Empfinden: Sie fühlen sich allgemein geängstigt, bedrückt, bedrängt. Dieses Gefühl wird massiv verstärkt durch die zusätzliche *berechtigte* Angst vor Verschlechterung.

Mit den körperlichen Zuständen bekämpfen Sie durch Medikamenteneinnahme deshalb gleichzeitig seelische Empfindungen, die negativ sind. Auch deshalb sollten Sie den Einsatz von Medikamenten nicht hinauszögern!

Können Sie von sich aus etwas tun, um die seelischen Rückwirkungen Ihres Anfalls in möglichst engen Grenzen zu halten?

Hier einige begrenzt wirksame Verhaltensmöglichkeiten:

- Versuchen Sie, ruhig zu bleiben. Das ist besonders schwer, da die verwendeten Medikamente im Körper meist das Gefühl der Aufregung noch verstärken. Je genauer Sie wissen, was Sie zu tun und zu lassen haben, desto ruhiger sind Sie aber. Sorgen Sie dafür, daß Sie schnell jemandem bei Verschlechterungen Bescheid sagen könne.

- Wenn Sie es gelernt haben, dann machen Sie atemgymnastische Übungen. Sie verbessern zwar nicht sehr viel an Ihrer Atemlage, aber Sie vermitteln sich ein positives Körpergefühl und fühlen sich dadurch auch seelisch besser.
- Lernen Sie unbedingt das Autogene Training. Mehr darüber lesen Sie im weiteren Verlauf dieses Kapitels.

Als Asthmatiker sind Sie leider oft in Situationen, wo Ihnen Ihr Körper negative Gefühle signalisiert. Um zu vermeiden, daß Angst, Gedrücktsein und Aufregung auch in gesunden Zeiten zur geistigen Grundhaltung werden, ist es für Sie besonders wichtig, sich in gesunden Zeiten um positive Erlebnisse zu bemühen.

Bei fast allen Asthmatikern verkoppelt sich nach einiger Zeit die Verbindung Atmungseinengung = seelisches Unbehagen so sehr, daß auch normale Atmungsanstrengungen seelische und körperliche Mißempfindungen hervorrufen und oft fälschlich als Asthma interpretiert werden.

Wenn Sie in gesunden Zeiten aus irgendwelchen Gründen Sorgen haben und sich in Streßsituationen befinden, dann sollten Sie z.B. sehr genau darauf achten, ob die Atembeengung, die Sie spüren, tatsächlich Asthma ist – verbunden mit einer deutlichen Verkrampfung der Bronchien. Als Asthmatiker verwechseln Sie in vielen Fällen die normale Atmungseinengung in Zeiten der Besorgnis und der Aufregung mit Asthma.

Wenn Ihre Atembeschwerden in solchen Zeiten nur sehr diffus sind, kaum schlimmer werden und durch Aerosole nicht zu bekämpfen sind, dann machen Sie sich folgendes klar, um die Belastungen im Alltag etwas besser ertragen zu können:

- Die scheinbare Atembeengung ist in Belastungssituationen natürlich. Das ist kein Asthma – Sie sind also nicht zusätzlich auch noch krank. Nur weil Sie Ihre Atmung besonders deutlich wahrnehmen, merken Sie Einengungen harmloser Art, die ein Gesunder gar nicht registriert. Das ist nicht schlimm, und es ist kein Anlaß zur Besorgnis.

Die gleiche Überlegung gilt für Atmungsbehinderungen während schwerer Erkältungen: Auch hier muß nicht immer Asthma vorliegen.

Auch normale Menschen fühlen beim grippalen Infekt einen »Ring um die Brust«. Vielleicht führen einzig und allein Ihre Besorgnis, Sie könnten asthmatische Beschwerden haben, dazu, daß zu der normalen Atmungsbehinderung noch Bronchialkrämpfe kommen.

Machen Sie sich deshalb beim grippalen Infekt klar:

- Die Erkältung macht das Atmen schwerer. Das muß aber nicht Asthma sein.

Testen Sie keinesfalls durch provozierte Atmung, ob es nicht doch vielleicht zu Krämpfen kommt! Genau dann treten sie auch auf.

Auch das schwere Atmen nach Anstrengungen ist vielen Asthmatikern unangenehm. Dabei gibt es viele Situationen, in denen jeder ins »Schnaufen« kommt: Treppensteigen, Umgraben des Gartens, jede körperliche Arbeit, bestimmte Sportarten, freudige Aufregung (z.B. in der Geisterbahn und bei Familienfeiern).

Wenn Sie kein nachgewiesenes Anstrengungsasthma haben, müssen Sie in gesunden Zeiten bei Anstrengung die folgenden Punkte beachten, um nicht den falschen Eindruck zu bekommen, Sie hätten durch die Anstrengung asthmatische Beschwerden:

- Machen Sie sich klar, daß Ihre Atmungsbelastung nach Anstrengungen ein Ausdruck Ihrer Gesundheit ist: Die Lunge arbeitet gut und vital.
- Registrieren Sie bei jedem Atemzug bewußt, wie gut es Ihre Lunge schafft, Sie mit der nötigen Luft zu versorgen.
- Achten Sie auf das angenehme Gefühl, wie der Brustkorb sich bei den notwendigen tiefen Atemzügen weitet.
- Denken Sie: Es ist ein Ausdruck Ihrer Gesundheit, daß Sie so tief und angestrengt atmen können.
- Verfolgen Sie genau, wie angenehm es ist, wenn nach einer Weile die Atemzüge weniger tief und weniger schnell werden.

Achten Sie bewußt darauf, wie sich Ihr ganzer Organismus beruhigt.

Es gibt noch eine ganze Reihe von Atmungsempfindungen, die auch für den gesunden Menschen belastend sind: stickige Schwüle, verqualmte Räume, Gestank, große Staubmengen usw.

Vermeiden Sie es auch in solchen Situationen, eine angestrengte Atmung auf diese Bedingungen als Asthma anzusehen – falls Sie nicht eindeutig mit Bronchialkämpfen reagieren.

- Denken Sie daran, und versuchen Sie nachzufühlen, wie sich Ihre Lunge gegen solche Atmungsbedingungen wehrt und erfolgreich dagegen ankämpft.

Manchmal erreichen Sie durch Medikamenteneinnahme keine völlige Beschwerdefreiheit, sondern erleben noch Atembeschwerden, die kaum zu merken sind, die sich nicht von selbst verschlechtern und die Sie kaum behindern. Neigen Sie vielleicht dazu, aus Unsicherheit über diesen körperlichen Zustand auszuprobieren, ob es bei großer Anstrengung oder vertiefter und gepreßter Atmung noch zu einer Verschlechterung kommt? Das ist falsch und gefährlich. Sie provozieren damit geradezu Beschwerdezustände und damit körperliche und seelische Leiden.

- Atmen Sie in solchen Situationen ruhig und normal, wenn Sie den Eindruck haben, daß Ihr Zustand »auf der Kippe« ist. Vermeiden Sie große körperliche Anstrengungen.
- Freuen Sie sich über den akzeptablen Zustand, der durch Ihre Medikamente erreicht wurde.
- Registrieren Sie und freuen Sie sich, daß derartig leichte Beschwerden Ihr seelisches Empfinden in keiner Weise beeinträchtigen können.

Verarbeitung von Krankheitserfahrungen – Erwartungsangst und Vermeidungsverhalten

Asthma kommt, wann es will. Nur in seltenen Fällen lassen sich konkret die allergischen Auslöser für einen Anfall als Ursache finden.

Oft muß die Ursache in inneren körperlichen Prozessen angenommen werden, die auch von den Ärzten im jeweils konkreten Fall nicht genauer bestimmt werden können. Es würde in aller Regel auch keinen Einfluß auf die Behandlung der Atembeschwerden haben, wenn man den genauen Anlaß kennen würde.

Es ist nur menschlich, trotzdem bei Atembeschwerden – wie bei jeder Krankheit – immer wieder nach Ursachen und Anlässen zu suchen und dabei eine Vielzahl von Vermutungen aufzustellen. Einen äußeren Anlaß anzunehmen, kann für viele Asthmatiker seelisch entlastend sein: Die Bedrohung, die man fühlt, steckt dann nicht im eigenen Körper, sondern liegt in Dingen, die von außen auf uns wirken.

Landläufige Erklärungen für Atembeschwerden sind vor allem:

- das Wetter;
- das Klima;
- Überanstrengung;
- schlechte Luft;
- die jeweilige Jahreszeit.

Wenn Sie als Asthmatiker einmal unter bestimmten Bedingungen Atembeschwerden bekommen haben, dann neigen Sie dazu, Beschwerden zu erwarten, wenn dieselben Bedingungen wieder auftreten.

Zum Zeitpunkt, an dem Sie Atembeschwerden verspüren, herrscht aber eine Vielzahl von Bedingungen: Es ist eine bestimmte Jahreszeit, Sie haben vorher etwas Bestimmtes getan, Sie riechen etwas, Sie haben eine andere Krankheit, Sie haben etwas Bestimmtes gegessen, es herrscht eine bestimmte Temperatur.

Asthmatikern liegt es nahe, die Vielzahl der Bedingungen gar nicht wahrzunehmen, sondern nach einer einzigen Erklärung zu suchen, die am einleuchtendsten ist.

Wetter gibt es immer – und erst nach längerer Krankheitserfahrung entdecken Sie Wetterlagen, die Ihnen vermeintlich schaden. Wenn z.B. Ihr Asthma öfter bei einem Sturmtief stattgefunden hat – aus ganz anderen Ursachen –, dann sind Sie beim Eintreten solcher Wetterlagen bewußt oder unbewußt in gespannter Erwartung, was passieren wird.

Andere Bedingungen, die Sie eventuell für Ihr Asthma verantwortlich machen und die nicht so global wie »das Wetter« sind, versuchen Sie, wenn es geht, zu vermeiden: Sie gehen nicht mehr in bestimmte Räume, Sie verlassen zu einer bestimmten Jahreszeit Ihren Wohnort, Sie essen bestimmte Dinge nicht mehr, Sie treiben keinen Sport.

Beide Reaktionsweisen – die Erwartungsangst und das Vermeidungsverhalten – sind Verarbeitungen Ihrer konkreten Krankheitserfahrungen. Beide führen zu Prozessen, die Ihnen – entgegen Ihrer Absicht – direkt körperlich schaden können:

- Angst verschlechtert als solche schon die Atmungslage. *Erwartungs*angst enthält zusätzlich ein deutliches Element der Anspannung, das auch geeignet ist, Atemlagen zu verschlechtern. Wenn Sie Erwartungsangst haben, können Sie schon sehr leichte Atmungsmißempfindungen zu starken Atembeschwerden hochsteigern, z.B. üble Gerüche, Gähnen, Temperaturschwankungen, Luftfeuchtigkeit (Nebel!).
- Vermeidungsverhalten in Anbetracht aller möglichen Situationen, die eventuell zu Asthma führen könnten, macht Sie unsicher und angespannt. Es beeinträchtigt Ihr Lebensgefühl und bedrückt Sie. Dadurch finden dieselben Prozesse statt, die auch bei Erwartungsangst Atemnot hervorrufen oder verschlimmern können.

Auch wenn Ihnen die vermeintlichen Anlässe für Ihr Asthma

anfangs nicht wirklich schaden, führen Erwartungsangst und Vermeidungsverhalten zu körperlichen Prozessen, die Ihnen Ihre Vermutungen dann erst bestätigen. Sie bekommen unter den erwarteten Bedingungen tatsächlich Asthma, und dieses Asthma ist konkret meßbar, es ist keinesfalls eingebildet.

Die Psychologen sprechen von einer »erlernten Reaktion«. Diese Reaktion ist nur sehr schwer wieder zu verlernen, denn Erwartungsangst und Vermeidungsverhalten sind tief verwurzelt und laufen oftmals unbewußt ab. Wenn Sie sich für wetterfühlig halten, dann kann schon eine Ansammlung dunkler Wolken, die Sie bewußt gar nicht registrieren, eine Engerstellung des Bronchialsystems einleiten. In gewisser Weise können Sie aber auch Überlegungen und bewußter Steuerung der Erwartungsangst und dem Vermeidungsverhalten entgegenwirken.

- Folgende Situationen oder Bedingungen können objektiv nichts mit Ihrem Asthma zu tun haben, obwohl sie teilweise als Grund angegeben werden (auch von Ärzten):
  ein bestimmter Monat, ein bestimmter Tag, eine Tageszeit (außer: nachts), eine bestimmte Stunde, die Jahreszeiten Frühjahr und Herbst, der Stand des Mondes, eine bestimmte Körperhaltung, Ebbe und Flut, Rasieren, Alkohol im allgemeinen (ausgenommen: behandelte Weine), immer nach Arbeitsschluß, immer in der Pause, in den Ferien, in engen Zimmern, Sicherheitsgurt, Mundgeruch, Autofahren, Radfahren.
- Folgende Bedingungen haben *sehr oft* nichts mit dem Asthma zu tun: Wetter, Klima, Sommer, Winter, Feuchtigkeit, Temperatur, »schlechte Luft«.

Wenn Sie auf beiden Gebieten Erwartungsangst und Vermeidungsverhalten bekämpfen wollen, dann machen Sie sich klar, wie oft Sie früher oder noch vor kurzer Zeit diesen Bedingungen zum Trotz gesund geblieben sind. Wenn Sie jetzt darauf reagieren, ist nicht Ihre Krankheit schlimmer geworden – Sie haben aber neue Krankheitsreaktionen gelernt.

- Beobachten Sie sehr genau, wenn auch jetzt der von Ihnen vermutete Asthmaauslöser vorhanden ist, Sie aber keine Atemnot haben. Sie können dann sicher sein: Ihr Asthma hat mit der vermuteten Bedingung nichts zu tun.
- Versuchen Sie vor allem darauf zu achten, daß keine neuen Vermutungen bei Ihnen entstehen: Versuchen Sie, eine negative Erfahrung dadurch auszulöschen, daß Sie sich ähnlichen Bedingungen noch einmal unterziehen. Sie werden sehen, daß Sie nur in seltenen Fällen Ihre Vermutung bestätigen können.
- Nehmen Sie vorbeugend in gesunden Zeiten alle Umweltbedingungen deutlich wahr, und merken Sie sich dann: *Alles*, was Sie registriert haben, *alles*, was Sie tun, *alles*, was Sie erleben, führt nicht zwangsläufig zu Atembeschwerden.

Haben Sie humorvolle Distanz zu sich selbst?

Vielleicht kennen Sie das Scherzspiel. Jemand wird gebeten, zuerst mit offenen Augen über eine Reihe von Flaschen hinwegzusteigen. Danach wird er gebeten, dieselbe Leistung mit verbundenen Augen zu vollbringen. Bevor er beginnt, werden aber alle Flaschen heimlich und lautlos weggeräumt. Seine grotesken Gebärden im leeren Raum, um über Flaschen hinwegzusteigen, die nicht vorhanden sind, rufen bei den Zuschauern Stürme der Begeisterung hervor.

Ihre Erwartungsangst und das Vermeidungsverhalten gegenüber vermeintlichen Asthmaauslösern sind ähnlich grotesk, obwohl es keine Zuschauer gibt.

Wie der beschriebene Spieler haben Sie vielleicht einmal Ihre »Flaschen«, die Asthmaauslöser, gesehen. Trotzdem bemühen Sie sich immer und ständig voller Gespanntheit und Verkrampfung, keine »Flaschen umzuwerfen«, also keinen Asthmaauslösern zu begegnen. Vertrauen Sie darauf: Die meisten Hindernisse bestehen nur in Ihrer Vorstellung. Und ist es wirklich so schlimm, wenn Sie eventuell eine Flasche berühren oder umwerfen?

Manche Asthmareaktionen kann man verlernen!

Wir können davon ausgehen: Eine bestimmte Anzahl von Asthmareaktionen ist nicht – wegen der körperlichen Erkrankung – unvermeidbar, sondern es gibt Asthmareaktionen, die gelernt sind. Solche Reaktionen können auch wieder verlernt werden. Das geschieht am besten unter der Beratung eines verhaltenstherapeutisch orientierten Psychologen (lesen Sie dazu auch das Kapitel 5).

In gewissen Grenzen können Sie aber auch selbst bestimmte Asthmareaktionen wieder verlernen.

Wie das geht, möchte ich an zwei sehr unterschiedlichen Reaktionen aus meiner eigenen Erfahrung zeigen.

Die eine ist die Reaktion auf starke Kältereize, medizinisch erklärt durch ein sehr stark reagierendes und reizbares Bronchialsystem. Die andere sind Asthmareaktionen, die regelmäßig in der Innenstadt auftreten, medizinisch erklärt durch Abgase und andere ungünstige Umweltbedingungen in der Stadt. Beide Reaktionen, die mir früher sehr große Beschwerden verursacht hatten, waren trotz der einleuchtenden medizinischen Begründungen *bei mir* erlernte Reaktionen.

Beachten Sie bei der Beschreibung des jeweiligen Vorgehens (das nach einem beratenden Gespräch mit einem Psychologen insgesamt selbständig durchgeführt wurde) vor allem die Bedingungen, die bei beiden Vorgehensweisen gleich sind, nämlich

1. das Eingrenzen der Übungsbedingungen;
2. das Vorgehen nur im gesunden Zustand;
3. das Vorgehen in kleinsten Schritten;
4. das völlige Sichern positiver Erfahrungen.

Zum Verlernen der Asthmareaktion auf Kältereize wurde zuerst eine Liste mit Bedingungen aufgestellt, unter denen das Auftreten von Asthma bei Kälte immer wahrscheinlicher war.

Das Verhaltenstraining dauerte bis zum vollen Erfolg etwa fünf Wochen. Ich übte die jeweiligen Schritte täglich drei- bis viermal.

Erst wenn ich nach mehreren Tagen völlig sicher war, auf die jeweilige Bedingung nicht mit Asthma zu reagieren, ging ich zum nächsten Schritt über.

1. Schritt. Es ist Winter. Ich setze mich in der Wohnung in den Sessel, registriere durchs Fenster bewußt die Witterungsbedingungen, die draußen herrschen. Ich fühle deutlich: Die Atmung ist und bleibt leicht und frei.

2. Schritt. Ich stelle mich in die Nähe des Fensters und registriere von dort die Witterungsbedingungen. Ich fühle deutlich: Die Atmung ist und bleibt leicht und frei.

3. Schritt. Ich öffne das Fenster einen winzigen Spalt und stelle bewußt fest, daß die Atmung sich nicht verändert.

4. Schritt (erstmals nach etwa zwei Wochen). Ich öffne das Fenster weit. Ich registriere die unveränderte Atmung.

5. Schritt. Ich öffne auch die Balkontür. Erstmal sehe ich deutlich den Weg nach draußen in die Kälte. Trotzdem: Die Atmung bleibt leicht und frei.

6. Schritt. Ich trete in die Nähe der hereinströmenden Kälte.

7. Schritt. Ich trete langsam auf den Balkon.

8. Schritt. Das Öffnen der Tür und das Heraustreten geschieht recht schnell hintereinander.

9. Schritt. Ich trete vor die Haustür.

10. Schritt. Ich gehe einige Schritte vom Haus weg.

11. und folgende Schritte: Ich verlängere die Aufenthaltsdauer im Freien minutenweise.

Während in diesem Fall das Verlernen der Asthmareaktion sehr schnell ging (noch in der dritten Woche hatte ich allerdings beim plötzlichen Herausgehen ins Freie, wie es oft nötig war, deutliche Beschwerden), war die Asthmareaktion beim Aufenthalt in der Innenstadt sehr schwer zu verlernen. Es dauerte etwa ein halbes Jahr, bis ich mich ohne Beschwerden längere Zeit in der City aufhalten konnte. Begonnen wurde das Verhaltenstraining wieder mit der Aufstellung einer Liste, wobei klar wurde, daß auch schon die Vorstellung, in der Nähe der Stadt zu sein, Beklemmungen und den Gedanken an Asthma hervorrief.

1. Schritt. Ich konzentriere mich gedanklich auf den Weg in die Stadt. Ich stelle mir vor, wie es dort ist. Ich fühle und registriere dabei deutlich: Die Atmung geht leicht und frei.

2. Schritt. Ich überlege mir, ob ich mir völlig sicher bin, ohne Asthma etwa einen Kilometer in Richtung Stadt zu gehen. Ich tue dies, registriere auf etwa halber Strecke Atembeschwerden, nehme ein Dosier-Aerosol und kehre um.

3. Schritt. Ich weiß aus der gemachten Erfahrung, daß ich mehrere hundert Meter ohne Atembeschwerden in Richtung Stadt gehen kann. Ich tue dies mehrere Tage hintereinander und registriere deutlich: Die Atmung bleibt leicht und frei.

4.–7. Schritt. Der Weg in die Stadt wird verlängert. Als zwischendurch Beschwerden auftreten, wird der Weg wieder etwas verkürzt – bis zur Strecke, auf der ich schon völlig sicher bin.

8. Schritt. Ich kann ohne Beschwerden bis zur Kreuzung gehen, von der aus die Geschäfte der City zu sehen sind. Ich halte mich dort auf und registriere: Die Atmung bleibt leicht und frei. (Eine längere Asthmaperiode unterbricht danach die Übungsfolge, ich beginne wieder etwa beim 6. Schritt).

9.–16. Schritt. Ich gehe stückweise weiter in die City. Neben der guten Atmung registriere ich dort vor allem die angenehmen Dinge, die mich interessieren und die es wünschenswert machen, in der Stadt zu sein.

17.–20. Schritt. Ich betrete Kaufhäuser in der Reihenfolge meiner Erwartungsangst: erst ein klimatisch günstiges, dann auch andere, zuletzt ein verräuchertes Café.

Immer wieder erlebe und registriere ich: Die Atmung bleibt leicht und frei.

Vielleicht kommt Ihnen die Vorgehensweise albern und kindisch vor, und Sie fragen sich: Wird die Asthmareaktion nicht vielleicht schon unterbrochen, sobald einem klar ist, daß sie erlernt ist?

Die Antwort ist: Nein. Es hat sich in vielfältigen Therapien gezeigt, daß die bloße Einsicht in einen Sachverhalt nicht genügt, um einmal erlernte Reaktionen wieder abzuschaffen. Falls Sie vielleicht vor Hunden Angst haben, wird Ihnen das klar sein: Auch das sicherste Wissen, daß ein Hund harmlos ist und einen Maulkorb hat, wird Ihnen ein ungutes Gefühl in der Nähe des Tiers nicht ersparen.

Ein erfolgreiches Verlernen von erlernten Reaktionen gibt es nur auf die oben beschriebene Weise, und ein schnelleres Vorgehen oder größere Schrittabstände schaden eher, als daß sie nützen. Richtig durchgeführt, führt ein solches Verhaltenstraining aber zu ganz erstaunlichen Erfolgen.

Halten Sie es für möglich, daß auch bei Ihnen bestimmte Asthmareaktionen erlernt sind, und wollen Sie selbst einmal das Verlernen versuchen? Am schwierigsten ist es für Sie dabei, die Reaktionen zu bestimmen, die bei Ihnen erlernt sind. Auch in den eben beschriebenen Fällen wäre es ja durchaus möglich gewesen, daß die Asthmareaktionen auf Kälte und in der City tatsächlich rein körperliche Ursachen hatten, die auf konkreten Auslösern beruhten und nicht verlernbar gewesen wären.

Beim Suchen nach erlernten Bedingungen gehen Sie am besten so vor: Nehmen Sie sich einen großen Zettel, sehr viel Zeit, und schreiben Sie alle Dinge auf, die Ihnen gerade einfallen und die Asthma bei Ihnen auslösen – auch Dinge, bei denen Sie sich nicht sicher sind! Machen Sie das möglichst konkret!

Schreiben Sie also nicht: »Wetter«, sondern: Nebel, Temperaturen unter 4 Grad, Sturm, Hitze über 27 Grad . . . Schreiben Sie nicht: »Anstrengung«, sondern: Koffertragen, Steigen von mehr als zwei Treppen, Reifen wechseln, Teig rühren . . .

Schreiben Sie nicht: »Beengung«, sondern: Räume unter 8 m^2, Anlegen des Sicherheitsgurts, Anziehen eines engen Pullovers, der schwarze Anzug . . .

Schreiben Sie nicht: »Schimmelpilze«, sondern: feuchte Ecken im Schlafzimmer, Luft im Hallenbad, Käse essen . . .

Nehmen Sie dann ein DIN-A4-Blatt quer, und falten Sie es zweimal, so daß Sie vier senkrechte Spalten erhalten.

In diese Spalten sortieren Sie nun alle sicheren und möglichen Asthmaauslöser, die Sie gefunden haben:

Schreiben Sie in die erste Spalte alle Dinge, bei denen Sie sich gar nicht sicher sind, ob sie überhaupt Asthma bei Ihnen auslösen.

Schreiben Sie in die zweite Spalte alle Dinge, von denen Sie selbst vermuten, daß es sich um erlernte Reaktionen handeln könnte (hierzu gehören meist alle Auslöser, die früher noch nicht zu Asthma geführt haben).

Schreiben Sie in die dritte Spalte alle Dinge, von denen Sie annehmen, daß diese Dinge einen konkreten medizinischen Einfluß auf Ihr Asthma haben.

Schreiben Sie in die vierte Spalte alle Dinge, die nachgewiesenermaßen allergische Auslöser für Ihr Asthma sind (möglichst nur die Dinge, die durch Provokationstests nachgewiesen sind).

Wenn Sie dies gemacht haben, dann haben Sie gewissermaßen eine hierarchische Ordnung hergestellt, an der Sie bestimmen können, welche Asthmareaktionen Sie sehr leicht und welche Sie wahrscheinlich gar nicht verlernen werden.

Ihre Tabelle sieht dann etwa so aus wie das Beispiel auf der folgenden Seite.

Spalte 1 umfaßt alle Dinge, die zur Zeit noch nicht zu sicheren Asthmareaktionen führen. Vor diesen Dingen haben Sie vermutlich noch kaum Erwartungsangst.

Beispiel für eine Liste vermutlicher Auslöser

Auslöser, die nicht sicher feststehen	Vermutlich erlernte Auslöser	Vermutlich konkrete Auslöser	Nachweisbare allergische Auslöser
Autofahren	Räume unter 8 m^2	Getreidestaub	Katzenhaare
Radfahren	Sicherheitsgurt tragen	Heu	Erdbeeren
Nebel	Tabakrauch	Bratengeruch	
Tauchen	Temperaturen um 0 Grad	Benzingeruch	
zu viel essen	Temperaturen unter 0 Grad		
Kaffeegeruch	Hitze (über 27 Grad)		
Vollmond	Gewitterluft		
	nach dem Aufstehen		
	bei der Tagesschau		
	bei Gruselfilmen		
	schlechte Gerüche		

Vielleicht vermeiden Sie schon erfolgreich Asthma, wenn Sie sich den Bedingungen der Spalte 1 jeweils mehrfach unterziehen, nachdem Sie sich vergewissert haben, daß Ihre Atmungslage gut ist und Sie sich sicher sind, diese Bedingungen ohne Atemnot durchzustehen. Erwartungsangst und Vermeidungsverhalten in diesen Bereichen könnten Sie so sehr sicher ausschalten.

Wenn Sie diese Sicherheit nicht mehr haben, dann gehen Sie auch bei den Auslösern der Spalte 1 so vor, wie es gleich für die vermutlich erlernten Auslöser (Spalte 2) beschrieben wird.

In der Spalte 2 finden Sie bei sich Dinge, die Ihrer Vermutung nach gelernt sind, die aber schon so sicher zu einer asthmatischen Reaktion führen, daß Sie davor wahrscheinlich Angst haben und die Auslöser möglichst vermeiden. Deshalb muß das Verlernen in kleinsten Schritten erfolgen. Sie dürfen sich außerdem nicht zuviel Bedingungen auf einmal vornehmen.

Ordnen Sie deshalb die Dinge der Wichtigkeit nach, die für Sie herrscht, und nehmen Sie dann den Auslöser als ersten in Angriff, der an vierter oder fünfter Stelle steht. Würden Sie nämlich gleich den Auslöser verlernen wollen, der Sie am meisten belastet, dann ist Ihre Erwartungsspannung und der Erfolgszwang zu groß, und Sie erreichen eher das Gegenteil.

Stellen Sie dann auf einem gesonderten Zettel eine »Angsthierarchie« auf, die wenigstens zehn Stufen umfassen sollte.

Beginnen Sie bei einer gedanklichen Vorstellung, die mit dem betreffenden Auslöser zu tun hat, von der Sie aber mit Sicherheit noch kein Asthma erwarten. Steigern Sie diese Vorstellung in den Folgeschritten, und setzen Sie sie in konkrete Tätigkeiten um, die sich der auslösenden Situation immer mehr nähern. Endstufe ist die Konfrontation mit dem konkreten Auslöser.

Auf der nächsten Seite finden Sie für die Aufstellung einer »Angsthierarchie« ein Schema mit zwei ausgeführten Beispielen. Gehen Sie genauso vor, verwenden Sie ruhig noch mehr Schritte!

Üben Sie dann zuerst den ersten Schritt, täglich vielleicht ein- bis dreimal, bis Sie sich völlig sicher sind, hierbei keine Atembe-

Beispiel, wie eine Schrittliste aufgestellt werden sollte

Schritte (die eventuell noch unterteilt werden können)	Beispiel: Das Anlegen eines Sicherheitsgurts führt zu Asthmareaktionen	Beispiel: Kaffegeruch löst Asthma aus
1. Gedankliche Konzentration auf den Auslöser	Sie denken an einen Sicherheitsgurt	Sie denken an Kaffeetrinken
2. Entfernte Annäherung	Sie schauen sich das Auto von weitem an	Sie gehen in die Küche
3. Optische Konfrontation	Sie öffnen die Autotür und schauen sich den Gurt an	Sie öffnen den Schrank und sehen sich die Kaffeedose an
4. Langsame Näherung an den Auslöser	Sie setzen sich ins Auto	Sie berühren die Kaffeedose und öffnen kurz den Deckel
5. Vorsichtige Berührung	Sie fassen den Sicherheitsgurt an	Sie berühren eine geschlossene Kaffeepackung
6. Teilweise Konfrontation mit dem Auslöser	Sie bewegen den Sicherheitsgurt in Richtung Schloß	Sie öffnen die Dose
7. Kurzzeitige Konfrontation	Sie stecken den Gurt ins Schloß und öffnen ihn sofort wieder	Sie versuchen, bei geöffneter Dose ein- bis zweimal in einiger Entfernung einzuatmen und gehen dann weg
8. Ausdehnen der Zeit	Sie lassen den Gurt im stehenden Auto mehrere Sekunden im Schloß	Sie nähern sich der Kaffeedose und nehmen den Geruch mehrere Atemzüge lang auf
9. Ertragen der vollen Situation	Sie starten den Motor, fahren ein Stück mit angeschnalltem Gurt und lösen ihn dann	Sie arbeiten in der Küche, während die Kaffeemaschine läuft
10. Ausdehnen der Zeitspanne bis unendlich	Sie fahren mit angeschnalltem Gurt immer weitere Strecken	Sie bereiten selbst Kaffee zu

schwerden zu bekommen (üben Sie am besten noch einen Tag länger).

Gehen Sie dann zum nächsten Schritt weiter, und verfahren Sie genauso. Setzen Sie in Perioden mit Atembeschwerden das Verhaltenstraining völlig aus, und üben Sie auch sonst nur bei völlig normalem Gesundheitszustand.

Wenn Asthmaperioden länger dauern, dann beginnen Sie wieder auf einem niedrigeren Schritt, als wo Sie aufgehört haben.

Treten während der Übungen Atembeschwerden auf, dann brechen Sie die Übung sofort ab. Verwenden Sie Medikamente. Machen Sie sich möglichst klar, daß die Reaktion nicht unbedingt durch den Auslöser hervorgerufen wurde, dem Sie sich zu nähern versuchten. Es spielen ja immer mehrere Bedingungen eine Nebenrolle.

Andererseits sollten Sie auch wissen, daß die völlige Konfrontation mit dem Asthmaauslöser natürlich so lange Beschwerden hervorrufen kann, bis Sie die gesamten Übungsschritte hinter sich haben.

Falls Sie also erst im dritten oder sechsten Schritt versuchen, sich Ihre Reaktionen auf Nebel abzugewöhnen, dann kann ein Nebelwetter, dem Sie sich voll aussetzen müssen, selbstverständlich noch Asthma erzeugen; es handelt sich ja um eine körperliche Reaktion, die zwar erlernt, aber *nicht* eingebildet ist.

Außerdem müssen Sie immer damit rechnen, daß Sie sich ein Gebiet gewählt haben, in dem Sie tatsächlich nicht gelernt reagieren, sondern aufgrund einer nicht zu ändernden körperlichen Bedingung. Wenn Sie merken, daß Sie mit einer Übungsfolge überhaupt nicht erfolgreich sind, dann sollten Sie sie abbrechen und sich einen anderen Bereich wählen.

Wenn Sie sich in einem oder mehreren Bereichen erfolgreich eine Asthmareaktion abgewöhnt haben, dann werden die Folgeschritte im Durchschnitt immer schneller und erfolgreicher durchlaufen.

Falls Sie fast alle Bereich der Spalte 2 erfolgreich verlernt haben, dann sollten Sie sich vielleicht auch noch an den einen oder anderen Auslöser in der Spalte 3 wagen, denn eventuell hat sich durch Ihre Lernerfolge dann Ihre Einschätzung der medizinischen Erklärungsmuster etwas verschoben.

Die Eliminierung der nachweislich allergischen Auslöser in Spalte 4 sollten Sie sich nicht vornehmen. Sie sind für das hier beschriebene Vorgehen ungeeignet und führen nur zu gegenteiligen Erfahrungen.

Machen Sie sich Ihr Asthma angenehm?

Selbstverständlich sollen Sie sich trotz Ihres Asthmas um ein möglichst ausgeglichenes und voll befriedigendes Leben bemühen. An anderer Stelle habe ich schon darauf hingewiesen, daß eine gute Stimmungslage und allgemeine Ausgeglichenheit durchaus ab und zu das Auftreten von Atemnot verhindern können.

Sie dürfen sich also in Ihren gesunden Lebensphasen bewußt eine Vielzahl von Annehmlichkeiten bereiten, um Ihre negativen Erfahrungen und Erlebnisse bei Atembeschwerden auszugleichen, und Sie sollen das sogar.

Vermeiden Sie aber eine Reaktionsweise, die bei Asthma sehr häufig ist und menschlich durchaus verständlich: Machen Sie sich Ihre Atembeschwerden nicht angenehm!

Vielleicht werden Sie diese Behauptung als Unterstellung weit von sich weisen. Sie erinnern sich an die quälenden Gefühle bei Beschwerden und können sich an nichts Angenehmes erinnern. Überlegen Sie aber einmal, ob vielleicht einer oder mehrere der folgenden Punkte Verhaltensweisen beschreiben, die Sie selbst an sich beobachten können, und lesen Sie danach, welche Auswirkungen dieses Verhalten hat.

- Essen und trinken Sie während Ihrer Asthmaperioden oft Dinge, die Ihnen besonders gut schmecken, und würden Sie es in gesunden Zeiten zum selben Zeitpunkt *nicht* tun?
- Kaufen Sie sich bei Atembeschwerden bevorzugt jene Dinge,

die Sie schon immer haben wollten und deren Erwerb Sie sonst vielleicht noch aufschieben würden?

- Gehen Sie während Ihrer Asthmaperioden angenehmen Beschäftigungen nach, die Sie sonst nicht zum gleichen Zeitpunkt in diesem Ausmaß betreiben würden, z.B. Lesen, Stricken, Basteln, Fernsehen?
- Bekommen Sie während der Atembeschwerden Zuwendungen und Kontakte in einem Ausmaß, das für gesunde Zeiten nicht üblich ist?

Erkennen Sie sich an einzelnen Stellen in Ihren Reaktionsweisen wieder? Dann verschaffen Sie sich in Krankheitszeiten Trost und Zuwendung, so wie man auch spontan einem kleinen kranken Kind alle Annehmlichkeiten zukommen lassen würde, damit es seine vorübergehende Krankheit vergißt und nicht so leidet.

Sie sind aber kein kleines Kind mehr, und Ihre Krankheit geht durch solche Verhaltensweisen nicht unbemerkt vorüber. Bei Ihnen hat ein solches Verhalten folgende Auswirkungen:

- Sie empfinden Ihr Asthma nicht so schlimm, wie es objektiv ist. Deshalb tun Sie zu wenig, um eine Verbesserung der Atemlage zu erreichen: Sie verwenden eventuell zu wenig Medikamente, und Sie tun nichts aktiv, damit es Ihnen bessergeht (leichte Bewegung, Atemgymnastik, Autogenes Training). Damit sorgen Sie unabsichtlich für eine Verschlechterung Ihres Zustands.
- Während Ihr Körper unter Streß und Anspannung steht, bekommt Ihre Seele »Streicheleinheiten«. Sie wissen selbst, daß körperliche und seelische Prozesse sich gegenseitig bedingen und beeinflussen. So wie Sie sich verhalten, verschaffen Sie Ihrem Organismus aber widersprüchliche Signale.
  Ein Kind, das gleichzeitig eine Tracht Prügel und einen Teddy bekommt, reagiert verhaltensgestört, weil es nicht weiß, woran es ist. Auch Sie werden – als Gesamtpersönlichkeit – die Widersprüche zwischen Atemnot und angenehmen Lebensbe-

dingungen nicht ohne unbewußte Störungen verkraften können.

- Sie leben während Ihrer Krankheitsphasen deutlich besser als sonst. Es kann deshalb leicht dazu kommen, daß Ihr Körper ein reales – nicht eingebildetes! – Asthma produziert, um Ihnen diese Annehmlichkeiten zu verschaffen. Schließlich gehören gutes Essen und Trinken, Ausübung von Hobbys, Erfüllung von Wünschen und Erhaltung von Zuwendung auch zu den Grundbedürfnissen Ihres leiblich-seelischen Wohls. Wenn Sie diese Bedürfnisse in beschwerdefreien Zeiten nicht genügend befriedigen, sondern nur während Ihrer Krankheitsperioden, dann holt sich der Körper das, was er braucht, auf dem Umweg über Ihr Asthma.

Wenn Ihnen diese Argumente einleuchten, dann ziehen Sie bitte nicht den falschen Schluß, daß Sie sich während Ihrer Asthmaperioden besonders üblen Begleitbedingungen aussetzen sollten. Das hätte einen gegenteiligen Effekt: Sie verschlechtern dann objektiv Ihre körperliche und seelische Lage drastisch und führen Verschlimmerungen geradezu herbei.

Legen Sie an Ihr Verhalten bei Atembeschwerden aber folgende Maßstäbe an:

- Gönnen Sie sich keine zusätzlichen Annehmlichkeiten.
- Verzichten Sie aber auf nichts, was eventuell schon geplant ist oder was Sie sowieso machen würden, wenn es angenehm ist und Ihr Asthma nicht beeinflußt.
- Flüchten Sie nicht vor notwendigen Unannehmlichkeiten, die Ihr Asthma nicht negativ beeinflussen können (denn auch das Vermeiden von unangenehmen Dingen ist angenehm!).

Heilungschancen durch Verhaltensänderung?

Körperliches und seelisches Erleben stehen beim Asthma in einer untrennbaren Wechselbeziehung.

Wenn nun – nach exakter Diagnose, nach sorgsamer Medikamentenauswahl und -einnahme, bei einer gut angepaßten Lebensweise – die Erkrankung unter medizinischem Aspekt bestmöglich im Griff ist – müßte es nicht dann noch Möglichkeiten geben, über eine Beeinflussung des seelischen Erlebens den Krankheitsverlauf weiter positiv zu beeinflussen?

Die Erfahrungen, die in psychologischen Beratungen und psychotherapeutischen Therapien beim Umgang mit Asthmatikern gewonnen werden, können diese Vermutung nur voll bestätigen.

Dabei ist die Chance, durch eine Änderung des seelischen Erlebens und Verhaltens das Asthma günstig zu beeinflussen, unabhängig von den Ursachen des Asthmas: Auch wenn die körperlichen Ursachen, wie z.B. allergische Auslöser, stark im Vordergrund des Krankheitsbildes stehen, kann die Beachtung des seelischen Erlebens beim Patienten noch einen Fortschritt bringen.

Machen Sie sich das einmal an zwei anderen Krankheiten klar: Niemand wird bestreiten, daß Bedingungen wie Streß, Überforderung, Hektik, Zeitdruck und berufliche Konkurrenz das Auftreten eines Herzinfarkts besonders begünstigen. Es wird niemand widersprechen, wenn Sie behaupten, daß Ärger, Probleme, unausgesprochene Konflikte, tätliche Bedrohung u.ä. zum Auftreten von Magengeschwüren führen können. – Genauso unbestritten ist aber auch, daß Herzinfarkt und Magengeschwür auch aus anderen Ursachen heraus auftreten können: Ein angeborener Herzfehler kann zum Infarkt führen, falsche Ernährung, Medikamentennebenwirkungen oder die angeborene Neigung können die Ursachen für das Auftreten von Magengeschwüren sein.

Wichtig – und für diese beiden Krankheiten völlig klar – ist aber dies: *Unabhängig von der Ursache für das erste Auftreten der Krankheit wird der Betroffene nie mehr so weiterleben können wie bisher, wenn er sich nicht erneut gefährden will.* Wer nach einem überstanden Herzinfarkt einen neuen vermeiden will, der muß neben der medizinischen Behandlung unabhängig von der Ursache des ersten Infarkts Streß und Überforderung vermeiden, er muß sich überlegen, wie er in Zukunft Zeitdruck und Hektik entgehen kann. Vielleicht bedeutet das für ihn, daß er manche Aktivitäten beenden muß, bei der er sich unersetzlich fühlt. Vielleicht bedeutet dies auch, daß er in einem offenen und klaren Gespräch mit seinem Partner sich damit auseinandersetzt, daß er sich familiär und persönlich überfordert fühlt. – Wer nach einem geheilten Magengeschwür neue Beschwerden vermeiden will, der muß neben der ärztlichen Behandlung und unabhängig von der Ursache des ersten Geschwürs Klärung seiner persönlichen Probleme suchen: Er darf einfach in Zukunft nicht mehr alle Konflikte herunterschlucken, er wird bereit sein müssen, persönliche Konsequenzen zu ziehen, er wird Auseinandersetzungen offen austragen müssen.

Zusammenfassend heißt das:

Die Bedingungen, die geeignet sind, eine Krankheit hervorzurufen, sind auch geeignet, sie aufrechtzuerhalten – unabhängig von der Ursache der Erkrankung.

Asthma spiegelt Ihnen – als körperliches Erleben – Gefühle wie Angst, Furcht, Einengung, Bedrückung und Kummer wider. Für Sie bedeutet das – unabhängig von der Ursache Ihres Asthmas –, daß für Sie eine ängstliche, furchtsame, einengende, bedrückende und hauptsächlich auf Kümmernisse ausgerichtete Erlebnisweise besonders schlimm ist. Es bedeutet aber auch, daß Sie für eine solche Erlebnisweise geradezu anfällig sind.

Machen Sie es sich an den Beispielen Herzinfarkt und Magengeschwür, die direkt auf das Asthma übertragen werden können, noch einmal klar: Unabhängig von der Ursache für das Auftreten von Asthma können Sie nicht mehr so weiterleben wie bisher, denn die Bedingungen, die geeignet sind, eine Krankheit hervorzurufen, halten sie auch aufrecht. Eine wirkliche Chance, daß die medizinische Behandlung zu einerm dauerhaften Erfolg führt, haben Sie nur, wenn Sie sich ganz besonders bemühen, Ihr eigenes seelisches Erleben angstfrei, furchtlos, befreiend, entlastend und positiv zu gestalten.

In welchem Ausmaß ein frohes, hoffnungsvolles Erleben Ihre Krankheit bessern kann, das haben Sie vielleicht schon einmal miterlebt, wenn Sie ein Medikament verordnet bekamen, von dessen Wirkung Sie sich Wunder erwartet hatten, wenn Sie umgezogen sind in der Hoffnung, daß sich dadurch Ihr Leiden bessert, wenn Sie in einen Urlaubsort oder einen Kurort fuhren: Bei solchen Anlässen kommt es recht häufig vor, daß das Leiden einige Zeit »Pause« macht – aber dann ungehemmt wieder ausbricht, weil es nicht gelingt, die seelischen Strukturen über längere Zeit und unter wechselnden, alltäglichen Bedingungen aufrechtzuerhalten.

Wenn Sie einmal die Chance haben, mit jemandem zu sprechen, der nach längerer Krankheitszeit Ruhe vor seinem Asthma gefunden hat, dann wird Ihnen dieser »ehemalige« Asthmatiker sicher einen konkreten Grund angeben, auf den er seine Heilung zurückführt. Wenn Sie dann aber genau zuhören, dann werden Sie feststellen, daß eigentlich nie nur ein konkreter Anlaß zur Besserung geführt hat, sondern die Tatsache, daß – durch geplante oder durch zufällige Umstände – sich das ganze Leben entscheidend geändert hat:

Nicht nur der Wohnortwechsel war entscheidend – sondern zusätzlich hat man eine neue, zufriedenstellende Arbeit gefunden, die einen ausfüllt und die es ermöglicht, dauerhaft zufrieden und glücklich, ausgelastet und entspannt zugleich zu leben.

Nicht nur die entscheidende Auseinandersetzung mit dem Partner, den Eltern, dem Chef gab den Ausschlag für eine Besserung auf Dauer, sondern die Tatsache, daß man nach diesen ersten, mutigen Schritten die Kraft fand, grundsätzlich und ständig im Leben nicht immer allen Konflikten aus dem Weg zu gehen, sondern sich mit Eigeninitiative auf sie einzulassen und sie für sich zu entscheiden.

Nicht die Mittelchen, die der Heilpraktiker verschrieben hat, haben geholfen – sondern die Tatsache, daß zum ersten Mal jemand einem über mehrere Stunden lang zuhörte, daß man fähig wurde, sich einem andern zu öffnen und ihm seine Gefühle mitzuteilen – und daß man diese Fähigkeit im normalen, alltäglichen Leben immer mehr praktizierte.

Es gibt im normalen Leben einige besondere Wendepunkte, die entscheidend für Krankheit und Gesundheit sind. Es gilt nicht nur für Asthma, daß an diesen Wendepunkten chronische Krankheiten oft erst ausbrechen oder sich entscheidend verschlimmern oder aber im Gegenteil völlig verschwinden oder gelindert werden.

Diese Wendepunkte sind vor allem: Auszug aus dem Elternhaus – Partnerschaft (Ehe) – die Geburt von Kindern – Tod einer nahestehenden Person – Wohnortwechsel – Berufswechsel – Auszug der eigenen Kinder aus dem Elternhaus – Rente und Ruhestand.

Bei dem, für den solche entscheidenden Ereignisse Anlaß sind, über sich und seine Lebensvorstellungen nachzudenken und aktiv Veränderungen anzugehen, ist die Chance auf eine echte Besserung der Krankheit gegeben. Wer sich Änderungen passiv überläßt, wird sich in aller Regel in den neuen, unbekannten Situationen mit den alten Verhaltensmustern noch mehr als bisher verstricken – er wird kränker werden.

Wenn Sie sich ehrlich, ganz für sich selbst, einmal fragen wollen, ob Ihre eigenen seelischen Erlebnis- und Verarbeitungsweisen das Asthma negativ beeinflussen könnten, dann denken Sie vor allem an die folgenden Punkte (die nach Übereinstimmung aller psychologischen Forschung über Asthma für das Aufrechterhalten von Asthma selbst unter bester medizinischer Betreuung ausschlaggebend sein können):

Wo bin ich *abhängig*?

- Bestimmen andere gegen meinen Willen über mich? Schaffe ich es normalerweise, meine Meinungen, Ansichten und Absichten durchzusetzen, oder stecke ich eigentlich immer zurück?

- Wenn ich mich im Recht fühle – wie wichtig ist mir die Meinung der anderen? Kann ich mein Recht auf ehrliche Weise durchsetzen, oder gebrauche ich Umwege, Ausreden, Ausflüchte und Lügen?
- Bin ich abhängig von Dingen? Habe ich Süchte, die ich schwer beherrschen kann und über die ich nur ungern rede: Essen, Trinken, Sparen, Ordnung halten – mehr als die meisten andern?
- Bin ich abhängig von festgelegten Verhaltensweisen? Stört es mich, wenn mein Zeitplan nicht eingehalten werden kann? Stören mich Veränderungen in meinem Leben? Habe ich Angst vor neuen Dingen, vor neuen Kontakten, vor Personen, die ich nicht kenne?
- Bin ich auf Sorge und Kummer festgelegt? Faszinieren mich traurige, beängstigende, bedrückende Dinge? Nehme ich Positives nur selten wahr? Entdecke ich eigentlich in allem nur die Schattenseiten?

Wenn Sie auch nur in einem Bereich etwas entdecken, was Sie sehr deutlich bei sich selbst festgestellt haben, dann ist das ein Bereich, den es sich lohnt, aktiv zu verändern – einmal, um das allgemeine Lebensgefühl zu steigern, zum zweiten mit der (konkreten) Hoffnung auf einen positiven Einfluß auf Ihr Asthma.

Hüten Sie sich bitte vor den beliebten Ausreden und Ausflüchten:

»Ich bin ein nervöser Typ – da kann ich nichts dran ändern.«

»In unserer Familie sind alle ängstlich – das ist doch angeboren.«

»Seit der Scheidung (Tod u.ä.) bin ich nur noch ein Wrack – ich kann daran nichts mehr ändern.«

»Ich hab' keine Zeit, etwas für mich zu tun – aber wenn ich erst nicht mehr arbeiten muß (wenn ich geschieden bin, wenn die Kinder aus dem Haus sind), dann tue ich etwas für mich.«

Nervosität, Ängstlichkeit, Depression und Streß – dies sind keine Bedingungen, die Sie als gottgegeben hinnehmen müssen! Genau dies sind vielmehr die Bedingungen, die Sie bekämpfen müssen!

Schieben Sie auch keine Schuld auf andere:

»Ich würde mich ja gerne ändern – aber solange ich an diesen Mann gekettet bin, hat alles keinen Zweck.«

»Was soll ich denn machen? Ich muß arbeiten wie jeder andere auch, da bleibt mir kein Freiraum.«

»Solange meine Eltern noch bei uns wohnen, habe ich keine Chance.«

Denken Sie daran: Es gibt viele Leute, die auch unglückliche Partnerschaften, Arbeitsbelastung und viele andere ungünstige Umstände mehr genauso wie Sie durchstehen müssen – und es können!

Suchen Sie deshalb unbedingt die Kraft, die in Ihnen ruht, und aktivieren Sie sie.

Je unzufriedener und bedrückter Sie durch Ihre Lebenslage – unabhängig vom Asthma – sind, desto schwerer wird es Ihnen fallen, den Weg zu einer positiven Veränderung Ihrer Gesamtpersönlichkeit völlig allein zu finden.

Suchen Sie deshalb Hilfe! Wo Sie Gesprächs- und Ansprechpartner, Gruppen und Hilfsangebote finden, das müssen Sie allerdings – speziell für Ihren Wohnort – selbst herausfinden. Normalerweise dürften Sie keine Schwierigkeiten haben, schon aus dem Telefonbuch Beratungsstellen u.ä. herauszufinden. Wenn Sie ein konkretes Problem haben, könnte Ihnen ein Gespräch bei der Telefonseelsorge zumindest zu dem Mut (und der entscheidenden Adresse) verhelfen, um Hilfsangebote überhaupt wahrnehmen und sich bei den entsprechenden Stellen melden zu können.

Lassen Sie sich auf alle Fälle von der Bundeszentrale für gesundheitliche Aufklärung – Postfach 91 01 52 – Köln 91, den »Beratungsführer – Beratungsstellenverzeichnis für Ehe-, Familien-, Sexual-, Erziehungs-, Lebensberatung« kostenlos schicken.

Sie werden sehen, was Sie jetzt vielleicht noch nicht glauben können: Beratungsangebote und Hilfsmöglichkeiten gibt es in Hülle und Fülle – dementsprechend muß auch das Beratungsbedürfnis ungeheuer groß sein. Das entlastet Sie vielleicht etwas: Sie sind auf keinen Fall allein, wenn Sie mit Problemen im Leben nicht allein fertig zu werden meinen und Hilfe suchen.

Jeder, der chronisch krank ist, steht vor der lebenslangen Aufgabe, seine Verhaltensweisen in bezug auf die Krankheit immer wieder neu zu überdenken. Nur so ist ihm ein normales Leben möglich.

Sollte es Ihnen also – wie auch immer – gelingen, in Ihrem körperlich-seelischen Zustand im Lauf der Jahre eine entscheidende Besserung zu erreichen, dann denken Sie weiterhin daran, daß Sie an sich arbeiten müssen, um diesen Zustand zu erhalten.

Ich habe in einem eindrucksvollen Beispiel miterlebt, wie achtsam man noch lange Jahre sein sollte: Einer Frau war es gelungen, nach langen Jahren mit Asthma seit der Kindheit durch konsequente medizinische Behandlung mit allen zur Verfügung stehenden Mitteln *und* durch eine gezielte Psychotherapie völlig asthmafrei und medikamentenfrei zu werden. Nach fast 15 Jahren Beschwerdefreiheit kam es im Verlauf der Trennung vom Partner zu einem schweren Asthmaanfall. Da er sofort medizinisch richtig behandelt wurde *und* zum Anlaß genommen wurde, mit der Belastungssituation richtiger umzugehen, blieb der Anfall ein isoliertes Ereignis – es war eigentlich ein hilfreiches Warnsignal.

Asthma und Bewegung

Wenn Sie unmittelbar etwas Positives für Ihr körperlich-seelisches Erleben tun wollen, ohne gleich Beratungshilfen oder gar aufwendige Therapien in Anspruch zu nehmen, dann gibt es dafür einen Weg, der eigentlich immer gangbar ist.

Schenken Sie der Beweglichkeit Ihres Körpers ganz besondere Beachtung, und trainieren Sie in diesem Bereich verschüttete Fähigkeiten.

Je länger Sie Ihr Asthma haben, desto mehr hat das Erleben dieser Krankheit Sie wahrscheinlich bewegungsarm gemacht: Sie bewegen sich am liebsten nicht mehr als nötig, körperliche Anstrengungen empfinden Sie oft als unangenehm, selbst wenn Sie dabei keine Atembeschwerden bekommen und selbst wenn diese Tätigkeiten eigentlich nicht lästig sind – je mehr eine Arbeit körperlichen Einsatz erfordert, desto langsamer verrichten Sie sie.

Ihr Verhalten ist typisch für Asthmatiker: Sie haben im Lauf der Krankheitsperioden gelernt, daß Ihnen wenig Bewegung scheinbar hilft, mit Ihrem Atem auszukommen. Diese Erfahrung setzen Sie unbewußt in Ihrem ganzen Leben ein – egal wie Ihre Atemlage ist.

Vielleicht wurde Ihr Verhalten auch sehr von Ihrer Umgebung gesteuert: »Streng dich nicht so an« – »Laß das lieber sein« – »Paß bloß auf dich auf« – »An Ihrer Stelle würde ich keinen Sport treiben« – solche und ähnliche Hinweise haben Ihnen vielleicht das bewegungsarme Verhaltensmuster anerzogen, und wenn Sie Ihr Asthma schon als Kind hatten, dann werden Sie sich wahrscheinlich noch an viele Situationen erinnern können, in denen Eltern, Verwandte, Lehrer und andere Personen Ihren spontanen Bewegungsdrang in gesunden Zeiten »gebremst« haben.

Sie wissen, daß Ihnen schon die Atembeschwerden allein manche Möglichkeiten nehmen, Ihre Gefühle richtig zum Ausdruck zu bringen. Die körperliche Unbeweglichkeit verstärkt die weitgehende Unfähigkeit des Asthmatikers, seine Gefühle richtig mitzuteilen und auszuleben – auch in gesunden Zeiten!

Wenn es Ihnen also gelingen würde, sich durch Bewegung positives körperliches Erleben zu verschaffen, dann würden Sie gleichzeitig viel für Ihr Gefühlsleben tun – und Sie werden das deutlicher und eindrucksvoller spüren, als Sie es sich jetzt vielleicht noch vorstellen können.

Ich kann zumindest versichern: Es gibt im Rahmen der Sportmedizin und in der Sporttherapie keinen Zweifel mehr darüber, daß körperliche Bewegung Gefühle wie Angst, Furcht, Kummer, Sorgen und Bedrückung vermindern und teilweise zum Verschwinden bringen kann – also genau die Bereiche, die so wichtig für Asthma sind. Nutzen Sie diese Erkenntnisse für sich aus – es lohnt sich.

Sollten Sie starke Unlustgefühle bei dem Gedanken haben, sich zu bewegen, mehr als bisher, oder gar Sport zu treiben – dann tun Sie doch zumindest im Vorfeld etwas für Ihr körperliches positives Erleben: Lassen Sie sich von Ihrem Arzt Massagen und Bäder verschreiben, genießen Sie die Wirkung, und schenken Sie jedem positiven körperlichen Gefühl Beachtung!

Spazierengehen und Wandern sind Bewegungsabläufe, die praktisch jedem Asthmatiker möglich sind: Reißen Sie sich also los vom Fernsehsessel – gehen Sie raus! Wenn das spontan schwerfallen sollte, dann machen Sie sich von jetzt ab für jedes Wochenende einen festen Plan für Spaziergänge und Wanderungen.

Fahrradfahren, Schwimmen und Tanzen sind weitere Stufen auf dem Weg, Bewegung wieder genießen zu können. Gymnastik, bewegungstherapeutische Kurse der Volkshochschulen und der Wohlfahrtsverbände und Angebote der verschiedenen Sportvereine gibt es – je nach Wohnort unterschiedlich – jede Menge – man muß sich nur darum kümmern (eine Frage der geistigen Beweglichkeit, über die Sie gleich noch etwas lesen).

Gleichzeitig können Sie Ihrer Beweglichkeit im Alltag etwas mehr Beachtung schenken: Steigen Sie Treppen, hüpfen und springen Sie manchmal ein paar Stufen, tanzen Sie ein paar Minuten für sich allein zum Radio oder zu einer Schallplatte, die Ihnen besonders gefällt, lassen Sie, wenn es Ihnen ansonsten gutgeht, keine Gelegenheit aus, sich zu bücken, zu hocken und zu recken. Wenn Sie Kinder oder Enkel haben – spielen Sie mit ihnen, nicht nur Gesellschaftsspiele, sondern gehen Sie mit ihnen auf Spielplätze, spielen Sie mit ihnen Verstecken, Ballwerfen und Burgenbauen.

Ob Sie irgendwann einmal Zugang zu Sportarten haben, die mit Partnern ausgeübt werden (Tennis), ob Sie gar Gruppensport oder Leistungssport betreiben wollen, das müssen Sie später einmal nach Ihrem körperlichen Empfinden entscheiden. Zumindest sollten Sie jetzt schon wissen, daß Sie nicht der erste Asthmatiker wären, der nach jahrelanger Unbeweglichkeit sich so trainiert und körperlich positiv stimmt, daß er das Sportabzeichen seiner Altersgruppe erlangt.

Eine positive Einstellung zur Beweglichkeit hat übrigens auch im übertragenen Sinn hilfreiche Effekte für Ihr Asthma:

Viele Asthmatiker haben – merkwürdigerweise – dann, wenn sie selbst Auto fahren, kaum Beschwerden. Ich selbst habe, ohne es mir anfang erklären zu können, beobachtet, daß Motorradfahren leichtere Beschwerden zum Verschwinden bringen kann – ich fühle mich, obwohl ich mich praktisch nicht aktiv bewege, dabei so gut, daß für negative körperliche Reaktionen kein Platz ist.

Solche Beispiele sind kein Hinweis, daß dasselbe bei Ihnen auch klappt – aber vielleicht denken Sie einmal, ob Sie nicht auch Wünsche nach Beweglichkeit haben, die Sie sich ohne weiteres erfüllen könnten: viel öfter Freunde besuchen – eine weite Reise machen – mal allein (ohne den Partner) ausgehen – öfter mal essen gehen – ein schnelleres Fahrzeug kaufen – und ähnliches.

Wenn Sie beim Lesen dieser Zeilen denken: »Ach ja – schön wär's, aber das ist alles nichts mehr für mich – dafür geht es mir zu schlecht – dafür bin ich zu alt – da mach ich mich ja lächerlich – da denkt mein Partner, ich spinne« – könnte es sein, daß dann an Ihrer geistigen Beweglichkeit etwas nicht stimmt?

Versuchen Sie doch einmal, sich wieder mit neuen Dingen zu beschäftigen! Kaufen Sie sich Sachbücher über Themen, die Sie interessieren, von denen Sie aber noch nicht so viel wissen. Sehen Sie im Fernsehen öfter mal ein anderes Programm als das übliche. Weichen Sie ab und zu von Ihrem gewohnten Tagesablauf ab, soviel wie es geht. Schöpfen Sie alle Möglichkeiten aus, die Ihnen einfallen (und wenn das nur ganz wenige sind, nutzen Sie gerade die – neue Ideen kommen mit der Zeit von selbst).

Mit Ihrem Asthma kommen Sie nur klar, wenn es Ihnen soweit wie möglich seelisch gutgeht. Wahrscheinlich werden Sie feststellen, daß sich Ihr persönliches gesundheitliches Befinden erheblich bessert, wenn Sie sich, immer wieder Tag für Tag, mehr als bisher um Ihre körperlichen und seelischen Bedürfnisse kümmern.

Das Autogene Training

Vielleicht haben Sie sich beim Lesen schon an manchen Stellen gefragt, wie Sie das alles verwirklichen sollen, was hier an Vorschlägen zur besseren Bewältigung des Asthmas angeboten wird.

Vor allem werden Sie sich aber fragen: Ist es wirklich zu schaffen, von sich aus die Angst vor einem neuen Asthmaanfall abzubauen? Kann die Erregung während eines Anfalls gedämpft werden? Kann die Spannung in Erwartung neuer Beschwerden gemildert werden? Woher bekommen Sie den Mut, sich wieder mit Situationen zu konfrontieren, die Sie schon lange Zeit krampfhaft vermieden haben?

Es gibt eine Methode der Selbstentspannung, die Ihnen dabei helfen kann: das Autogene Training.

Es wurde in den zwanziger Jahren dieses Jahrhunderts von dem Arzt Johannes H. Schultz entwickelt, der übrigens auch selbst an Asthma litt.

Seitdem haben Millionen Menschen auf der ganzen Welt das Autogene Training gelernt und in ihm Hilfe bei der Bewältigung von Aufregung, Angst, Schlaflosigkeit, nervösen Beschwerden und psychosomatischen Beschwerden jeder Art gefunden.

In manchen Ländern – leider nicht in der Bundesrepublik – gehört das Autogene Training verpflichtend zur Arztausbildung. Aus der psychologischen Behandlung des Asthmas ist das Autogene Training überhaupt nicht mehr wegzudenken.

Auch Sie sollten das Autogene Training erlernen.

Mit dieser Empfehlung soll Ihnen kein Wundermittel unbesehen angepriesen werden. Lesen Sie deshalb, was es mit dem Autogenen Training auf sich hat, damit Sie Ihre Entscheidung fundierter treffen können, an einem Kursus zum Erlernen des Autogenen Trainings teilzunehmen.

Schultz hatte, als Ausgangspunkt seiner Überlegungen, die Beobachtung gemacht, daß Menschen, die sich in einem Zustand vertiefter Ruhe (Hypnose) befinden, fast immer die gleichen körperlichen Empfindungen haben: ein Schweregefühl in den Gliedern und ein Wärmegefühl im ganzen Körper, besonders in der oberen Bauchgegend, ruhig fließende Atmung, ruhiger Herzschlag und eine besondere Kühle der Stirn. Schultz versuchte, diesen Zustand dadurch bei anderen zu erreichen, daß er diese körperlichen Gefühle normal wachen Personen in ruhigen Worten mitteilte. Das gelang gut. In einem weiteren Schritt beobachtete Schultz, was passierte, wenn jemand sich selbst gedanklich die jeweiligen Körpergefühle vergegenwärtigte, und er stellte fest, daß auch so die körperlich-seelische Entspannung erreicht wurde, die sonst im hypnotischen Zustand herrscht, ohne daß dabei die gleiche Beeinflußbarkeit durch andere vorkommt.

Das Autogene Training lernt man am besten in einer Gruppe. Dazu gibt es z.B. fast an jeder Volkshochschule Kurse. Vielleicht kann Sie Ihr Arzt aber auch auf andere Möglichkeiten in Ihrer Umgebung hinweisen.

Das Vorgehen in den Gruppen ist jedoch fast überall gleich:

Während der Unterrichtsstunde vermittelt man Ihnen die wichtigsten Informationen zum Autogenen Training, und beim Training der einzelnen Übungen werden Sie auf eventuelle Fehler aufmerksam gemacht.

Zu Hause müssen Sie in regelmäßigen Abständen bis zur nächsten Gruppenstunde weiterüben. Alle Übungen haben Sie in etwa einem halben Jahr gelernt.

Das Autogene Training, wie Schultz es entwickelt hat und wie es auch heute noch – mit teilweise geringfügigen Abweichungen – gelehrt wird, umfaßt sechs Trainingspunkte.

1. Schwereübung

Als erste Übung erlernen Sie, eine Muskelentspannung der Arme und Beine herbeizuführen. Sie sagen sich dabei die Formel in Gedanken: »Meine Arme (Beine) werden schwer.«

Nach einiger Zeit fühlen Sie dieses Schweregefühl überwältigend deutlich. Ist das Einbildung? Nein, denn bei allen trainierten Personen findet eine meßbare Muskelentspannung statt.

Die Erklärung dafür, weshalb nur ein formelhafter Gedanke so deutlich eine körperliche Reaktion hervorruft, ist ziemlich einfach:

Sie werden beim Autogenen Training angeleitet, eine Haltung einzunehmen, die zu einer leichten körperlichen Entspannung führen *muß*, z.B. im Liegen. Durch die Formel konzentrieren Sie sich auf das Gefühl in Ihren Gliedern, z.B. im Arm. In dem Moment, wo Ihre Muskelanspannung nur etwas nachläßt, registrieren Sie dies aufgrund Ihrer Konzentration als Schweregefühl im Arm, denn dieser liegt nun mit etwas mehr Eigengewicht auf (denn er wird nicht mehr von der Muskelanspannung gehalten). Nach mehreren Übungen, in denen sich immer der gleiche Gedanke (Arm schwer) mit dem tatsächlichen Erleben koppelt, läuft diese Reaktion immer schneller ab. Es ist ein »Reiz-Reaktions-Ablauf« entstanden, wie die Psychologen sich auszudrücken pflegen.

(Ein bekanntes Beispiel für einen solchen Ablauf zwischen einem Gedanken und einer körperlichen Reaktion ist das Erröten in bestimmten Situationen.)

2. Wärmeübung

Wenn Sie es gelernt haben, durch den Gedanken »Ich bin ganz schwer« Ihre Muskeln zu entspannen, dann werden Sie angeleitet, auf die gleiche Art und Weise Wärme in den Gliedern zu empfinden.

Bei der Wärmeübung erweitern sich die Blutgefäße. Mit einem empfindlichen Thermometer ist beim Einsetzen der Wärmeübung eine klare Steigerung der Wärmebestrahlung der Haut zu messen.

Der Reiz-Reaktions-Ablauf entwickelt sich wie bei der Schwere.

Die erste und die zweite Übung des Autogenen Trainings vermitteln Ihnen schon ein solches Ausmaß an Entspannung, Erholung und Beruhigung, daß Sie dies wie viele andere Menschen vor Ihnen deutlich und beeindruckend spüren werden.

Die nächsten Übungen vertiefen nun die Ruhe.

3. Herzübung

Sie lernen, Ihren Herzschlag zu empfinden, auf ihn zu achten und zu registrieren, wie sich Ihre Herztätigkeit mit der eintretenden Ruhe spürbar beruhigt.

4. Atemübung

Wenn es sich mit dem Kursablauf vereinbaren läßt, sollten Asthmatiker die Atemübung erst zuletzt erlernen. Anders ist das aber auch nicht schlimm.

Sie lernen, nicht bewußt und gewollt zu atmen, sondern sich dem Atemstrom zu überlassen. »Es atmet mich« – diese Formel drückt deutlich das entsprechende körperliche Empfinden aus.

5. Sonnengeflechtsübung

Im oberen Bauchraum befindet sich ein Nervensystem, das für die Durchblutung der inneren Organe Magen, Darm, Leber und Nieren, aber auch für das Zwerchfell und damit für die Atmung große Bedeutung hat: das Sonnengeflecht. Sie lernen, wie bei den ersten Übungen einen Reiz-Reaktions-Ablauf herzustellen, so daß Sie sich nach einiger Zeit dem deutlichen Gefühl »Sonnengeflecht strömend warm« überlassen können.

6. Stirnkühle

Falls Sie Bedenken gegenüber dem Autogenen Training haben, weil es mit der Hypnose verwandt ist, werden Sie spätestens bei der Stirnübung überrascht sein, wie wach und klar Ihr Verstand im Zustand der vertieften Ruhe ist. Von der landläufigen Vorstellung eines hypnotischen Zustands werden Sie keine Spur merken.

Durch die Beschreibung sind vielleicht Ihre Bedenken zerstreut worden. Seien Sie überzeugt:

1. Autogenes Training ist kein Hokuspokus.

2. Autogenes Training ist keine Einbildung. Die Übungen führen vielmehr zu meßbaren körperlich-seelischen Reaktionen und zum Zustand vertiefter Ruhe.

3. Autogenes Training macht Sie nicht labil und beeinflußbar. Es führt im Gegenteil zu einer Stärkung der Persönlichkeit.

Sie brauchen keinerlei Voraussetzungen, um das Autogene Training zu lernen. Vor allem ist es nicht nötig – wie viele Leute annehmen –, daß Sie die Fähigkeit besitzen müßten, sich konzentrieren zu können und ruhig und entspannt zu sein. Im Gegenteil: Genau diese Fähigkeiten sollen Sie ja im Autogenen Training erst lernen.

Was nützt Ihnen das Autogene Training aber beim Asthma?

Sie sollten wissen, daß eine Heilung des Asthmas auch durch das Autogene Training nicht zu erwarten ist. Das Autogene Training kann auch nicht schwere Anfälle und schwere Atemnot beeinflussen.

Aber:

- Autogenes Training kann vor allem erst einmal das allgemeine Lebensgefühl der Angst und Spannung, in dem Sie als Asthmatiker fast ständig leben müssen, deutlich abbauen.
- Es kann Ihnen in Ihren gesunden Zeiten ausgeglichene Ruhe vermitteln und so das Wiederauftreten von neuen Atembeschwerden unwahrscheinlicher machen.
- Wenn Sie Angst spüren, weil eine Situation vor Ihnen liegt, in der Sie vielleicht mit Asthma reagieren können, dann kann das Autogene Training diese Angst vermindern oder auflösen, so daß Sie sich ganz Ihren körperlichen Prozessen überlassen können, ohne durch zusätzliche Anspannungen Ihre Atmung zu verschlimmern.

- Sie können durchs Autogene Training wieder Mut bekommen, sich unsicheren Situationen zu stellen, und auf diese Weise positive Erfahrungen sammeln. Damit schränken Sie Ihr Vermeidungsverhalten ein.

  Auf diese Weise ist das Autogene Training vor allem eine hervorragende Hilfe bei den Übungen des Verhaltenstrainings!
- Bei Atembeschwerden können Sie mit dem Autogenen Training weitgehend alle Verschlimmerungen durch Erwartungsangst und Spannung vermeiden. Ihre Beschwerden nehmen so mit der Zeit immer schwächere Verlaufsformen an.
- Schließlich dient das Autogene Training der Vermeidung von Streß.

  Sie haben gelesen, daß Ihr Körper besonders in Streßsituationen sehr viel Kortison verbraucht. Durch Streßvermeidung tragen Sie auf direkte Weise dazu bei, daß Ihr Körper sich bei drohendem Asthma selbst helfen kann, denn ihm stehen dann noch genügend eigene Kortison»vorräte« zur Verfügung.

  Bei systematischem, ständig angewendetem Autogenen Training kann die Einnahme von Kortison ein wenig vermindert werden – so daß Sie eventuell unter die Grenze kommen, unterhalb der keine Nebenwirkungen mehr zu erwarten sind!

Dies sind die wichtigsten Punkte. Als weitere Vorteile sind zu erwähnen:

- die Ermutigung, durch das Autogene Training zur Aussprache mit dem Arzt, dem Partner, den Freunden zu kommen;
- die Möglichkeit, unvermeidliche Nachteile am Arbeitsplatz etwas gelassener hinzunehmen;
- die Ruhe und Kraft, die Sie durch das Autogene Training bekommen, um zu sicheren Entscheidungen und konsequentem Verhalten zu gelangen.

Die besten Erfahrungen mit dem Autogenen Training werden Sie wahrscheinlich machen, falls Sie durch Ihren Arzt oder durch eine andere Person, die Erfahrung mit Asthma und mit dem Autogenen Training hat, fortlaufende Beratung bei allen auftauchenden Fragen erhalten. Dieser Idealfall ist leider selten gegeben, denn nicht sehr viele Ärzte sind mit dem Einsatz des Autogenen Trainings vertraut, und noch weniger Psychologen haben ausreichende Kenntnisse in medizinischen Aspekten des Asthmas.

Wenn Sie aber auch nach Beendigung des Autogenen-Training-Kurses konsequent weiterüben, werden Sie auch selbst eine immer größere Sicherheit gewinnen und die Möglichkeiten und Grenzen des Autogenen Trainings für sich selbst abstecken können.

Zusammenfassung des vierten Kapitels

Asthma ist eine psychosomatische Erkrankung. Die körperliche Krankheit ruft seelische Reaktionen hervor, die wiederum den Krankheitsverlauf beeinflussen. Das Körpergefühl bei Atembeschwerden führt zu den seelischen Effekten Angst und Spannung, und umgekehrt können Angst und Erregung zu Atembeschwerden führen.

Vermeidungsverhalten und Erwartungsangst entstehen durch die gedankliche Verarbeitung von Krankheitserfahrungen.

Das Bemühen um möglichst ausgeglichene Lebensbedingungen in gesunden und kranken Zeiten steuert den seelischen Auslösern von Asthma am besten entgegen. Erlernte Asthmareaktionen können in gewissem Rahmen wieder verlernt werden. Dabei müssen die Regeln des Verlernens einer körperlichen Reaktion genau beachtet werden, sonst bekommt man den gegenteiligen Effekt: Verschlimmerung. Das gezielte Aufsuchen und Beachten positiver Erfahrungen kann zeigen, daß es nur sehr wenige Bedingungen gibt, die unbedingt zu Asthma führen müssen.

Körperliche und geistige Beweglichkeit spielen eine wesentliche Rolle beim Erhalt der Lebensqualität. Sie sind wieder zu trainieren, wenn sie durch Fehlverhaltensweisen im Lauf der Jahre verschüttet worden sind.

Das Autogene Training bietet die beste Hilfe, um seelische Auswirkungen des Asthmas zu verhindern und den Einfluß von Angst und Spannung auf die Atmung einzudämmen.

5. Wann ist eine Psychotherapie nötig?

Viele Asthmatiker sind in der Lage, trotz langer Krankheit spontan, mit Hilfe des gesunden Menschenverstandes, ihr Verhalten in bezug auf das Asthma so zu gestalten, daß ihnen die Probleme, die sie empfinden, oft nur als unwesentliche Randbereiche erscheinen, die zwar störend, aber erträglich sind. Solchen Leuten wird mit diesem Buch am ehesten zu helfen sein, sich in kurzer Zeit durch ihr Verhalten auch von diesen kleineren problematischen Auswirkungen der Asthmaerkrankung zu befreien, so daß sie dann optimal mit ihrem Asthma leben.

Wer zu ausgeprägten Fehlhaltungen in dem einen oder anderen Bereich neigt, in allen anderen der hier angesprochenen Bereiche aber seine Lebensverhältnisse als weitgehend geordnet betrachten kann und höchstens den einen oder anderen Ratschlag zusätzlich zur Bearbeitung seines Problembereichs beachten müßte – auch der kann in angemessener Zeit sich selbst dazu verhelfen, »mit Asthma zu leben«. Das Autogene Training ist dabei eines der wichtigsten Elemente, durch das Sie sich selbst beim Angehen verschiedener Handlungsschritte unterstützen können.

Wenn Sie aber für sich selbst feststellen sollten, daß Ihr Verhältnis zu den Ärzten nicht ungestört ist, daß Sie sich selbst schwertun, von sich aus zu lernen, zwischen den verschiedenen Verhaltensweisen hin- und herzupendeln, wenn Sie gleichzeitig Ihre gesamte Umgebung als belastend, vielleicht sogar als ablehnend empfinden und am liebsten keinen Menschen sehen wollen – wenn Ihr Asthma für Sie also auch ein seelisches Problem darstellt –, dann sollten Sie über die medizinische Hilfe und die Lektüre dieses

Buches hinaus sich um sinnvolle psychotherapeutische Hilfe bemühen.

Sie haben die reelle Chance, Ihre problematischen Erlebnisweisen, die Ihnen Angst und Depression vermitteln, *und* eine Vielzahl von Krankheitsäußerungen loszuwerden.

Ich empfehle Ihnen dabei, sich an einen Psychotherapeuten zu wenden, der nach den Methoden der Verhaltenstherapie arbeitet. Dafür gibt es zwei Gründe:

1. Meine eigenen Erfahrungen mit der Verhaltenstherapie sind sehr gut. Fast alle Ratschläge dieses Buches fußen auf den Prinzipien der Verhaltenstherapie.

2. Von anderen psychotherapeutischen Vorgehensweisen waren die allermeisten Asthmatiker, mit denen ich gesprochen habe, sehr enttäuscht. Sie hatten vor allem das Gefühl, daß der körperliche Anteil der Erkrankung oft überhaupt nicht erkannt bzw. anerkannt wurde.

Es ist allerdings auch denkbar, daß Verhaltenstherapie für Sie nicht das richtige ist, weil Sie vielleicht eine der ganz seltenen Asthmaformen haben, die ausschließlich auf seelische Problemlagen beruhen. Das würde aber auch ein Verhaltenstherapeut erkennen und sich dann für eine Behandlung entscheiden, die Ihnen angemessen ist. Aber wie gesagt: Das ist sehr selten.

6. Schlußbemerkung

Wenn Sie dieses Buch von vorn bis hinten durchgelesen haben, dann wird Ihnen jetzt der Kopf schwirren. Vielleicht haben Sie sich alles viel einfacher vorgestellt: ein paar handfeste Hinweise auf Medikamente, die wirklich helfen, einige Bemerkungen zum Verhalten, einige Tips zur Vorbeugung – fertig!

Statt dessen haben Sie nun gelesen, daß praktisch jedes Asthma anders ist und deshalb jeder Asthmatiker anders behandelt werden muß. Sie wissen, daß Sie wahrscheinlich um umfangreiche diagnostische Untersuchungen nicht herumkommen werden, und Sie haben gelesen, daß Sie sich nicht nur Gedanken machen sollen, wie in Ihrer Umwelt etwas zu ändern ist, damit es Ihnen besser geht, sondern daß Sie sogar sich selbst ändern sollen!

Ist das nicht etwas viel auf einmal? Wie soll das denn alles zu schaffen sein?

Haben Sie auf alle Fälle erst einmal Geduld, überstürzen Sie nichts, verfallen Sie nicht in Hektik, versuchen Sie nicht, auf einmal alles richtig zu machen, was Sie für sich als wichtig erkannt haben.

Legen Sie lieber dies Buch erst einmal beiseite, lassen Sie es Ihren Partner lesen, lesen Sie es selbst in einiger Zeit noch mal, blättern Sie herum, suchen Sie sich wichtige Stellen, kreuzen Sie sie an, machen Sie sich Notizen – sprechen Sie mit jemandem.

Vielleicht gibt es in Ihrer Wohngegend eine Ortsgruppe des Allergiker- und Asthmatikerbunds? Gehen Sie unbedingt dorthin! Vielleicht finden Sie auch eine Selbsthilfegruppe für psychosomatisch Kranke an Ihrem Wohnort – gehen Sie auch dorthin und schauen Sie einmal, ob das, was dort passiert, Ihnen etwas zu sagen hat. Wenn nicht, zwingt Sie niemand, wieder hinzugehen. Aber lassen Sie nichts unversucht: Selbsthilfe im Bereich von Behinderung und chronischer Krankheit ist praktisch durch nichts zu ersetzen – nutzen Sie die Chance, von den Erfahrungen anderer zu profitieren und Ihre eigenen Erfahrungen weitergeben zu können.

Von Erfahrungen anderer profitieren – das heißt nicht: Medikamentennamen austauschen, Heilpraktikeradressen handeln, gemeinsam darüber klagen, wie schlecht es einem geht. Das bedeutet vielmehr: durch die seelische Kraft anderer teilhaben an der positiven Bewältigung von Krankheit, daraus eigene Kraft ziehen und Verhaltensweisen für die alltägliche Bewältigung eines Leidens lernen.

Seien Sie sicher: Auch wenn weiterhin gilt, daß Asthma nur in Ausnahmefällen zu heilen ist, dürfen Sie trotzdem auf eine positive Entwicklung hoffen.

Die obere Grenze Ihres Wohlbefindens kennen in der Regel weder Sie noch Ihr Arzt. Auch ein Psychologe kann darüber keine Auskunft geben. Sie selbst müssen sie herausfinden – in einem langen und oft sicher nicht leichten Prozeß, denn Sie müssen auf dem Weg mehr Selbstkontrolle entwickeln, was den Umgang mit Medikamenten betrifft, Sie müssen sich aktiv und ohne Erfolgsgarantie mit Schwierigkeiten in Ihrer Umwelt herumschlagen, und Sie müssen – das ist oft schwer und schmerzlich – liebgewordene alte Verhaltensweisen und Denkmuster über Bord werden und neue entwickeln.

Geben Sie nicht auf, wenn Rückschläge kommen – sie kommen mit Sicherheit, aber mit gleicher Sicherheit werden sie wieder verschwinden, wenn Sie auch in Krisenzeiten den Mut nicht aufgeben und für sich weiterhin etwas tun.

In diesem Buch sind teilweise sehr persönliche Erfahrungen zusammengestellt – von mir selbst, aber auch von vielen anderen Asthmatikern. Bitte helfen Sie, diesen Erfahrungsschatz Betroffener zu vergrößern, indem Sie mir Anregungen, Kritik oder einfach Ihre Meinung zu diesem Buch schreiben.

Ich danke Ihnen schon jetzt ganz herzlich.

Werner Zenker